IVRE DE TRISTESSE
Face à l'armée des psychédéliques stupéfactices

Les impliqués
Éditeur

Fondée en 2014, notre maison d'édition se consacre à la publication d'ouvrages relevant de divers domaines : littérature, récits personnels, premiers romans et nouvelles, essais en sciences humaines, religion, économie, etc.

Les impliqués ont pour vocation de publier, après sélection, les manuscrits qui leur sont confiés. Ils proposent ainsi aux auteurs de faire de leur projet d'écriture une réalité et d'éditer, après une réelle collaboration avec eux, leur ouvrage issu de leurs souvenirs, de leur imagination, de leurs rêves, de leur recherche ou encore de leur travail.

Amy Gibert Vaucelles

IVRE DE TRISTESSE
Face à l'armée des psychédéliques stupéfactices

Les impliqués
Éditeur

Les impliqués
Éditeur

5-7, rue de l'École-Polytechnique – 75005 Paris
www.lesimpliques.fr
contact@lesimpliques.fr
ISBN : 978-2-38541-299-9
EAN : 9782385412999
Pour l'envoi de vos manuscrits : voir à la fin de cet ouvrage

Juste merci,

Brigitte Gibert, ma maman. Sans ton amour, je n'en serai pas là. Tu m'as embarquée dans tes tourbillons mais tu m'as aimée si fort et tu as projeté sur moi tant d'espérances positives que j'ai pu pousser les portes de la vie sans censure.

Matondo Kubu Turé, mon papa qui m'a transmis sa force artistique et culturelle. Je les porte en moi car tu les as fait grandir en toi.

Mes trois garçons, qui me permettent de contempler un point d'horizon et de maintenir ma ligne vitale quand tout vacille.

Joachim, mon mari, mon épaule du quotidien, grâce à toi j'ai pu me consacrer pleinement à Léo car tu as pris soin de notre famille.

Mbemba Loumahou, mon oncle, écrivain, qui m'a ouvert les chemins de l'écriture en me motivant sans cesse dans mes élaborations.

Nora, ma sœur de cœur, mon alliée de toujours, ma pépite lumineuse.

Sandrine et Éric, mes amis que j'aime tout simplement.

Dr Laurent Boisseau, mon médecin qui a tout de suite entendu et écouté ma détresse et qui m'a apporté un soutien sans faille et sans jugement.

Les deux conseillers mission locale, pour votre écoute et vos actions.

Florence, Nathalie, Anne, Delphine, Agnès, Julie, Laurie, mes collègues car vous n'êtes pas comme les autres.

Je t'écris ce livre en partant de mon point de vue ; il n'a ni fonction de neutralité, ni d'objectivisme par rapport aux événements que je décris. Ils sont interprétés à travers le prisme de mes ressentis, de mon vécu émotionnel, de mes observations, de mes questionnements et de mes doutes. Ce récit est également ponctué des apports de mon expérience professionnelle. Ce n'est pas un livre à charge mais je tenais à relever ce qui pour moi, pouvait apporter des éléments de compréhension dans la construction de ta personne en lien avec certaines de nos postures éducatives et parentales et de nos évènements de vie tantôt choisis tantôt subis. Tout cela, avec en fond, le socle sociétal anxiogène actuel participant au malaise global des populations et notamment des jeunes.

Les prénoms de certaines personnes évoquées dans ce livre ont été modifiés.

Il y a bien des choses que l'on porte et qui ne nous appartiennent pas… Souvent, nous ne savons pas d'où elles proviennent mais ce qui est sûr, c'est que le lourd bagage qui se transmet de génération en génération, se doit d'être à un moment donné, ouvert, vidé puis trié pour enfin avoir le droit de marcher avec cette valise sans tanguer, pour qu'elle ne soit plus le poids qui crispe le corps et l'esprit.

Amy.

LEO

Léo, tu es un petit quarteron, né d'une mère métisse et d'un père « blanc ». Ta chevelure bouclée couleur son de blé, tes yeux ornés de longs cils noirs recourbés et ton sourire rejoignant tes deux fossettes marquées, tu as l'allure de tes mélanges, les nuances esthétiques de ta mixité.

Ton troisième prénom est celui de mon père, Matondo. Matondo, qui veut dire « Merci à Dieu » en Kongo, est le prénom de ton grand-père Congolais. Ton grand-père que tu ne connais pas, je vais te le raconter avec ce que je sais de lui, ce que ma maman m'en a dit et les échanges que j'ai eus avec lui quand je suis allée au Congo Brazzaville en 2002. Matondo est venu en France et notamment à Tours pour faire ses études de Sociologie. Il voulait, une fois l'obtention de son diplôme, enseigner dans son pays, là où il y avait un réel besoin d'enseignants.

C'est également un artiste : metteur en scène, comédien, écrivain, il a ce goût pour les arts qui sont des vecteurs de la transmission, de la dénonciation, de l'expression, de la prise de conscience, de la pensée libératrice, de la résistance, de la beauté. Après une jeunesse passée à étudier puis à voyager pour présenter ses pièces de théâtre, il s'est définitivement installé à Brazzaville pour y enseigner la sociologie à la Faculté. Il s'est longtemps battu pour faire exister la continuité d'être des penseurs d'un pays ravagé par la dictature et l'autoritarisme des figures politiques en place. Il a connu la guerre, la fuite pour sauver sa vie, l'errance dans les forêts denses du Congo, la torture en prison puis comme une cerise sur le gâteau, on lui a interdit de quitter le pays en ne lui délivrant plus de visa.

Il a fait de l'écriture sa passerelle pour continuer à exporter les mots au-delà de sa ligne interdite. Ses livres s'alignent dans ma bibliothèque au septième casier en haut à gauche.

Matondo, Grand Matos comme on l'appelle ! Tu peux être fier de tes origines et de tes ancêtres Léo. Ils portent en eux une histoire riche de courage et de persévérance. Tu les portes aussi en toi, de fait.

Hubert signifie « esprit brillant ». Tu le connais bien, tu as passé du temps avec tes grands-parents dans leur maison au milieu des bois. Hubert est un homme plein de gentillesse avec une certaine forme de détachement également. Il est éloquent, c'est un narrateur qui capte son public grâce notamment à cette touche clownesque qui accompagne tous ces récits. Il est vite emporté par sa fougue altruiste et ses projets engagés, il considère l'humain dans ce qu'il a de bon et semble dépassé face à ses éventuels côtés sombres. Comme s'il ne pouvait pas s'y confronter.

J'ai toujours trouvé que ton père lui ressemblait beaucoup : même mimiques, même détachement, même façon de parler. Et j'ai toujours été assez admirative de la place centrale qu'avait la Culture, le débat, la confrontation intellectuelle au sein de cette famille peut-être parfois au détriment de se dire émotionnellement…

Se dire émotionnellement, cela semble si difficile dans la sphère familiale et pourtant c'est le lieu de l'espace intime, des liens les plus primitifs, de l'amour inconditionnel. Pourquoi est-il si difficile de s'y dire, d'y livrer ses états d'âme, d'y déposer ses peines. Pour se préserver les uns, les autres ? Pour ne pas ajouter à l'autre ? Dans un souci de prendre soin, on ne dit pas ou peu ou mal, on est maladroit, on est empêtré, on se confronte peu à l'éprouvé de l'autre car ce serait insupportable, insurmontable, ce serait reconnaître que tout ne va pas si bien…

Tu es né environ un mois après ma 24ème année, le 16 mai 2004. Nous t'avons attendu avec l'insouciance de notre jeune âge. Pas de questions existentielles, pas de tumultes angoissants, juste une continuité, une sorte de carpe diem.

Nous t'aimions déjà, reflet de l'amour entre ton papa et moi. Était-ce raisonné ? Non, je ne crois pas. La fougue amoureuse nous a amenés à te penser puis à t'attendre tendrement.

Mon gros ventre et moi sur les bancs de la Fac de psycho. Mes partielles hachurées par mes envies pressantes d'aller aux toilettes. Le regard parfois attendri, parfois transperçant de mes professeurs. En parallèle, je suis surveillante dans un collège, je n'ai pas le choix, j'ai su très tôt que je devrais rapidement prendre ma vie et mon destin en main. Travailler n'était pas un choix mais une nécessité.

Léo, je t'ai portée tout au long de cette période pendant laquelle j'étais moi-même encore en construction.

Armée de ma fidèle volonté de mener tous les combats, j'ai décroché ma licence de psycho après ta naissance et je me lançais déjà un autre challenge orienté par mon souhait de t'apporter une vie sécure sur le plan matériel. J'abandonnai alors mon projet de devenir psychologue au vu des quelques années d'études qu'il me restait à faire pour obtenir mon diplôme (études qui n'ouvraient à aucun financement). Je serai éducatrice pour les jeunes enfants dans le secteur de la Protection de l'Enfance. Il n'y a pas de hasard, juste des prises de conscience. C'était clair, net, précis : je m'inscris au concours, je l'obtiens, j'entre en formation pendant trois ans.

Comme j'ai toujours travaillé, j'ai eu le droit à une allocation mensuelle, ARE je crois, l'Aide au Retour à l'Emploi, pendant trois ans. Sans ça, je n'aurai pas pu faire cette formation…Incroyable, non ? Et on nous dit que le déterminisme social n'existe pas… Permets-moi d'en douter un peu…C'est bien parce que j'ai travaillé dès mes dix-huit ans que j'ai pu obtenir ce droit qui m'a permis de financer ces trois années d'études.

— Souhaitez-vous la péridurale ?

Non, bien sûr, j'allais faire sans…

— J'en peux plus, je veux bien la péridurale s'il-vous-plaît !

Ton papa est là, tout le long, toujours dans un certain détachement que lui seul sait incarner mais il est bien présent. Massages, soutien, il prend la place que chaque future maman imagine, je suppose.

Dimanche 16 mai, à 23h06, 40 semaines+ 2 jours, le jour de la Saint Honoré, tes petits cris transpercent la pièce.

— Vous souhaitez l'allaiter ?

Oui, bien sûr que je vais t'allaiter. Onze mois d'allaitement, elle a pris cher la Wonder Woman ! J'en rigole mais ce fut un tête à tête avec toi si riche et intense, si contraignant et épuisant. Je me suis sentie si seule, si peu soutenue, assistant chaque jour à ce que je ne pouvais plus faire. Ma vie s'est réduite à aller travailler, tirer mon lait sur mon lieu de travail, revenir à la maison pour m'occuper de toi, te préparer tous tes repas maison.

Ton papa t'a beaucoup gardé, il te lisait des livres, il te portait et te berçait sur les flots de son univers littéraire, de ses engagements sociologiques. Lutte, luttons, luttez ! Socrate, Nietzsche, Marx, Kant, Bourdieu, Lao Tseu, Krishnamurti… Est-ce que ton petit cerveau était prêt pour tout ça ? Moi je pensais que non. Mais alors pourquoi je ne me suis pas autorisée à te protéger, à me confronter à ton papa, à réguler ses enchantements ? Je voyais que c'était sa façon d'être ton papa, c'est comme ça qu'il se sentait exister pour toi, c'est certainement ce qui donnait un sens à ce rôle si inconnu : être parent. Ce qui était bon pour lui devenait bon pour toi et il t'a embarqué comme on embarque un compagnon de route en oubliant souvent que tu étais un petit être en construction, un enfant.

Un fossé s'est peu à peu creusé entre ton papa et moi. Lui étant occupé à mille projets avec ses amis du Berry et son goût inépuisable pour la fête et moi avec toi tentant de garder le cap.

Le temps de la séparation approchait. Tu as environ deux ans quand ton papa et moi prenons des chemins différents. Je reprends alors vie, je ne dois plus être quelqu'un d'autre, je reprends ma vie, je reprends ma tête, je la remets sur mes épaules. Plus jamais un homme ne projettera sur moi ses idéaux et ses révoltes en occultant qui je suis.

Tu n'as que deux ans et pourtant, je pense que tu n'intégreras jamais cette séparation. Elle reste là dans ta chair comme une plaie béante. Face à tes parents séparés, il s'agira pour toi, presque à chaque instant, de faire en sorte que personne n'oublie que tu es là et que ta place est reconnue. Quelle énergie tu vas y consacrer…

Léo, au moment où je t'écris, tu es à l'aube de tes dix-huit ans et je n'ai jamais eu aussi peur pour toi...

« PAUL ! »

— Maman, Maman ! Il me fâche lui !
— Qui ? Papa ?
— Paul !

Tu n'as jamais appelé ton papa « Papa ». Dès que tu as pu le nommer, tu l'as spontanément appelé Paul. Cela amusait beaucoup ton père qui y voyait certainement une particularité qui te rendait différent de la norme. Tu venais probablement répondre à son désir profond de te voir devenir un homme marchant à contre sens, un homme animé d'une révolte. C'était son combat, pas le tien... C'est toujours son combat, tu n'as pas à le porter si tu n'en veux pas.

Je pensais que cette fantaisie allait te passer, que ce n'était que passager. Cela n'est jamais arrivé. Tout petit déjà, tu as su te positionner, tu nous as montré que tout ça avait un sens : nous défier dans nos contradictions, nous mettre face à nos exigences pour toi. Répondre à la commande parentale pour mieux la défier, pour la contraindre à abdiquer. On ne façonne pas un enfant, on l'accompagne pour l'autoriser à devenir ce qu'il choisit d'être.

— Paul !
— Il t'appelle toujours Paul, ça ne te fait pas bizarre ?
— Non. (Paul rit) C'est bien non, j'sais pas moi ça ne me dérange pas.
— Moi, ça me fait bizarre...S'il m'appelait par mon prénom, je pense que je ne supporterai pas.
— Pfff ! (rires). N'importe quoi !
Sujet clos. Paul is Paul, what else ?

En en reparlant avec toi récemment, tu as tout simplement dit : « Pour moi c'est Paul, j'sais pas pourquoi mais je n'arrive pas à dire papa. Je sais que c'est mon père mais je n'arrive pas à l'appeler papa. »

Je n'ai jamais cherché de théorie sur le sujet, je ne connais personne dans mon entourage qui nomme son père par son prénom. Ça reste encore aujourd'hui un questionnement pour moi. Mais si tu es en accord avec toi-même en nommant ton papa par son prénom, c'est l'essentiel finalement.

Mais à dix-sept ans et dix mois, le 1er mars 2022, alors que nous étions à Rennes avec ton papa et que la colère t'envahissait, tu lui diras :

— Est-ce que tu sais pourquoi je t'appelle Paul ? Non, non, réponds à ma question, est-ce que tu sais pourquoi je t'appelle Paul ?!!

— Non

— C'est parce que tu m'as toujours considéré comme un ami. Quand je vivais avec toi, j'étais ton coloc, ton ami mais pas ton fils. Tu m'as emmené dans des endroits comme on emmène un ami. Voilà pourquoi je t'appelle Paul !

Donc tout petit, tu ressentais déjà cette particularité dans la relation que tu construisais avec ton papa. Et on dit encore qu'un jeune enfant n'est pas en mesure de comprendre les subtilités…Preuve en est que tout petit, et même bébé, les enfants perçoivent, ressentent et stockent beaucoup de choses. Ils sont bien des acteurs dans les relations qu'ils construisent avec leur entourage.

Le bébé est un être en construction qui se nourrit des interactions avec son environnement. Il enregistre le bon et le mauvais et il est capable de se replier, de ralentir sa croissance et son accès aux apprentissages, de faire parler son corps face à ce qui n'est pas supportable pour lui. Il développe des stratégies face aux incohérences. Il s'enrichit des actes d'amour du quotidien, du portage, du bercement, des paroles, des chansons, du regard, des réponses ajustées face à ses manifestations d'inconfort. Prendre soin du bébé participe à lui apporter des bases suffisamment sécures pour grandir sereinement. Prendre en compte les étapes de son développement, stimuler ses sens sans les surstimuler.

Plus je te vois grandir, plus tu ressembles à ton papa : même démarche, mêmes mimiques, mêmes expressions langagières, même théâtralisation dans certaines situations publiques, et récemment j'ai pu assister à plusieurs scènes dans lesquelles tu rejouais des comportements que ton père avait lui-même vécus plus jeune… Un mimétisme inconscient… qui a été assez déroutant pour moi à observer puisque j'étais présente aux côtés de ton père et à tes côtés contemplant vos deux modes d'expression similaire, tant dans leur fond que dans leur forme, tout cela dans deux espaces temps différents. Quelle est alors la part du mimétisme acquis par observation du parent par l'enfant et la part de cette fameuse transmission intergénérationnelle où l'enfant incarne les traumas parentaux pour mieux les révéler à la conscience familiale. Il tient alors ce rôle, si lourd, si contraignant, de maintenir les blessures à vif afin que quelqu'un puisse à un moment donné les panser pour aider à leur cicatrisation. Bien sûr que tu soutiens nos failles, que tu es la continuité de l'histoire de ton père et de mon histoire, chacun avec ses nœuds dans la relation avec ses parents, chacun avec ses forces pour tenter de les réparer parfois avec succès souvent avec désillusion. Est-ce que l'on se doit de guérir ses parents ? Pourquoi cette tâche si difficile devrait nous incomber ? Pourquoi l'enfant, ce petit être si immature, endosse avec tant d'évidence ce poids sur ses épaules ?

Je me demande souvent ce que je t'ai transmis, ce que tu retiendras. C'est dur pour un parent de constater que son enfant ne va pas bien, cela remet en question tous ses efforts depuis le début. Et c'est comme si je n'avais pas pu te donner autre chose que du mauvais. Si je n'avais pas eu d'autres enfants, je me serai peut-être convaincue que je ne pouvais pas être une « mère suffisamment bonne »[1]. Mes mots sont tranchants mais ils me sont bien destinés Léo, tu n'es en rien responsable, tu nous montres juste qu'effectivement nous ne sommes pas encore des parents en capacité de t'apporter du réconfort, en tout cas, celui dont tu aurais besoin.

Que les choses soient claires, je ne suis pas dans l'autoflagellation, pas du tout. Je ne me morfonds pas lorsque je détaille ces pensées bien au contraire, je continue d'avancer, d'évoluer, de comprendre, de chercher, d'être en mouvement, c'est une dynamique constructive pour moi.

Quand j'ai révélé à ton père le titre que j'avais en tête pour ce livre, j'ai vu une émotion l'envahir. Il m'a alors dit :

— Tu ne te rends pas compte, c'est ma tristesse, c'est l'état dans lequel j'ai été pendant des mois sans pouvoir m'en échapper…C'est dur… C'est hallucinant…

— Je ne savais pas…

Paul se confiera alors sur plusieurs évènements de sa vie, ses ressentis, notre couple et toi si proche de lui, si proche de ce qu'il ne s'est pas autorisé à exprimer à ses propres parents, si proche de ce que ses parents ne se sont pas autorisés à remettre en question dans leur histoire familiale…Il a masqué, il n'a pas dit, il n'a pas osé bousculer père et mère et tenter l'ascension vers les non-dits de la lignée familiale bien plus vaste que la simple cellule nucléaire.

Les nœuds sont là mais ils se délient, lentement, non sans souffrance, non sans colère, non sans goût amer lorsque chaque trauma traité par notre cerveau est expulsé par notre corps.

---

[1] Concept définit, en 1953, par Donald Winnicott, pédiatre et psychanalyste anglais.

« MAMAN, TU VAS OÙ ? »

Paul et moi ne sommes pas faits pour vivre ensemble : il ne reconnaît pas qui je suis, il voudrait que je sois une autre, fantasmée. En tout cas, quelqu'un que je ne suis pas. Je me rebelle, je refuse, je crie, je suis qui je suis et j'irai chercher un homme qui admirera ma persévérance à être et à ne pas subir.

Je te délaisse pendant un temps, je t'abandonne presque. Tu n'es plus ma priorité, tu l'as pourtant été si fort pendant des mois, trop fort peut-être, je me suis consumée sous la flamme de l'amour que je te portais.

— On ferait bien un p'tit road trip jusqu'à Prague pour aller voir mon frère. Il est ok pour nous accueillir et il nous fera visiter la ville. Avec le camion, on pourra prendre notre temps et se poser à différents endroits.

Je ne sais pas trop dans quel état d'esprit je me trouve au moment où ton papa me propose ce petit voyage. L'idée me plaît mais l'envie n'est pas là. Ma tête est déjà ailleurs, ton papa le sait mais dans cet espoir de voir renaître un « nous deux », il tente le huis clos familial comme expérience pour retrouver les passions perdues.

C'est la première fois que je sentais que ton papa impliquait tout son être pour nous, pour toi, pour moi, pour rassembler les pièces qui se disposaient déjà sur un autre plateau de jeu.

La réalité n'en sera que plus insupportable. Elle résonnera à hauteur de l'engagement qu'il a déployé. Le huis clos décuplera nos émotions, attaquera nos peaux pour les laisser à vif, éveillera en moi cette pulsion douloureuse de me jeter en dehors de ce camion, d'arracher ma liberté, de courir vite très vite en regardant ce quatre roues devenir de plus en plus minuscule pour enfin ne plus le percevoir, juste l'imaginer volant vers Prague, loin, loin de ma destination.

Ce fut violent. Ma détermination a été d'une rare violence.

Un arrêt brutal du camion, nous sommes sur le bord de la route. Je m'effondre, je laisse ma colère et ma détresse m'envahir :

— Je vais partir, tout de suite, je n'irai pas à Prague, je ne veux pas être avec toi, j'étouffe, je suffoque.

— Mais non, attends, tu ne vas pas partir là comme ça, viens avec nous jusqu'à Prague, après on verra. Et Léo, tu ne vas pas le laisser, c'est pas possible !

— Si, je vous laisse tous les deux, j'en peux plus !!! Tu comprends ça !! J'en peux plus !!! Ça n'a aucun sens ce voyage, je ne veux pas aller voir ton frère, pour faire quoi ? Faire semblant ?! Léo sera mieux avec toi, je ne vais pas l'embarquer dans les trains avec moi. Et j'ai besoin d'être seule, de faire ce que j'ai envie de faire. Ce voyage est bien pour lui, allez ensemble voir ton frère.

Paul me dépose dans la première gare au fin fond de l'Allemagne. C'était un 14 juillet, je m'en rappelle parfaitement car j'ai plus attendu dans les différentes gares que regarder les paysages défiler dans les wagons voyageurs. Les trains sont bondés par les militaires. A la gare de Strasbourg, j'ai bien cru que j'allais dormir à côté des punks à chiens, pas un train à l'horizon. Heureusement que tu n'étais pas avec moi, ça aurait été une galère sans nom.

Léo, ce jour-là, je t'ai abandonné. J'ai pensé uniquement à moi, ce comportement n'est pourtant pas caractéristique me concernant. Moi qui d'habitude a plutôt tendance à m'oublier pour prendre soin de l'autre et bien le revers est brutal.

Tu as assisté à cette scène, tu l'as vécue, tu as ressenti la souffrance de ton papa et moi, tu l'as absorbée comme toutes les petites éponges que sont les enfants. Elle est en toi, elle vit en toi, peut-être qu'elle bout en toi ? Je ne sais pas. Je me raconte à toi dans cet évènement qui me perfore encore aujourd'hui. J'ai posé le mot abandon, c'est le mot juste.

Après cet épisode, mes forces se sont multipliées pour continuer à t'offrir un quotidien apaisé auprès de moi.

La semaine tu étais avec moi et le week-end chez ton papa. Le cadre n'était pas rigide car nous communiquions sereinement. Ton papa était bien conscient qu'au vu notamment de ton âge, ta place était auprès de moi. Il a pour autant toujours exprimé son envie d'avoir ta garde quand tu atteindrais l'âge de dix ans environ.

J'ai eu ta garde principale jusqu'à tes neuf ans.

Ensuite, tu es allé chez ton papa jusqu'à l'âge de 13 ans. Puis, tu n'as cessé d'alterner entre ton papa et moi jusqu'à tes dix-sept ans.

A dix-sept ans, ton papa et toi décidez de demander une émancipation. Je m'y oppose car je n'en vois pas le sens au vu de ton instabilité qui ressort dans tous les domaines de ta vie : scolarité, humeur, comportement. Finalement, j'accède à cette demande un peu contrainte par les retombées que mon désaccord suscitait chez ton papa et toi.

Devant le Juge, tu défendras ta démarche avec aisance et argumentation. Ton souhait d'accéder à une pleine autonomie, ta capacité à appréhender les besoins du quotidien et la nécessité d'être émancipé pour pouvoir signer un contrat de travail. Nous t'avons à tour de rôle soutenus dans cette démarche, ton papa avec ses tournures dont lui seul a le secret et qui nous ont mis mal à l'aise toi et moi dans la salle d'audience puis qui nous ont beaucoup fait rire à la sortie sur le parvis du tribunal.

— Je me demandais à quel moment tu allais t'arrêter, plus tu parlais, plus j'avais peur de ce dans quoi tu allais t'embarquer.

— Ohlala ! Oui mais Paul, tu n'peux pas juste faire simple ? Finalement, je m'en suis très bien sorti tout seul.

— Oui c'est vrai Léo, tu as bien expliqué les choses.

Oui Léo, tu avais bien expliqué les choses, tu fais toujours preuve d'une grande maturité quand il s'agit de débattre, d'échanger. Mais tu avais juste omis de prendre en compte tes fragilités bien installées déjà et attendant la situation adéquate pour t'envahir complètement…

De l'âge de dix ans jusqu'à aujourd'hui, nous assistons à ta souffrance, elle te consume peu à peu, elle attaque tous les domaines de ta vie, elle ne te laisse aucun répit, tu luttes comme tu peux, tu penses que l'évasion est la solution. Comment chasser ce mal qui t'envahit un peu plus chaque jour ? Comment lutter contre l'invisible, le non palpable, le diffus ?

— Léo, qu'est-ce qu'il se passe ?

— Je suis triste maman.

Dix-sept ans et sept mois, tu lâches le mot triste, toi qui n'as jamais voulu dire de tes ressentis, de tes émotions. Tu les exprimais sans pouvoir nommer leur source. Aujourd'hui, aidé par tes meilleures ennemies, tu me livres sans retenue ta détresse. Désinhibé, spontané, euphorique, les produits te donnent l'illusion d'être enfin libéré de tes fardeaux. LSD, ecstasy, cocaïne, kétamine, cannabis, alcool, quelle belle bande de p'tites merdes ! Ne les laisse pas te dicter Léo, je t'en supplie, ne les laisse pas te contrôler. Léo, si je pouvais être ton bouclier telle une super guerrière combattant l'armée des psychédéliques stupéfactices ! Je le ferai… Je vais le faire, je vais combattre au grè de tes chutes, je vais déployer toutes les cordes de mon arc de maman et quand je n'aurai plus de flèches, je prendrai des branches pour en tailler, je leur dessinerai une pointe si tranchante qu'elles perceront les couches de l'impossible. Mes bras se muscleront de tendre la corde, mes joues seront marquées par la caresse de la flèche sur mon visage. Je le ferai Léo, n'en doute pas.

« LÉO EST ADORABLE MAIS IL EST TOUJOURS AVEC NOUS, IL JOUE RAREMENT AVEC LES AUTRES ENFANTS »
(Les accueillantes de la crèche)

Tu t'es tenu assis seul à quatre mois, tu as marché à dix mois, tu as dit tes premiers mots dans la foulée puis tu as fait des phrases vers seize mois. Ta vivacité d'esprit m'a toujours beaucoup impressionnée et rendue fière. Tu étais très observateur, tu m'as toujours donné cette impression que tu savais ce qui se passait dans la tête de l'autre. Je pouvais t'emmener partout, attendre pendant une heure notre tour dans les administrations (eh oui la belle époque), se poser dehors pour assister à un spectacle, tu étais calme mais pas passif, tu t'occupais, tu tournais les pages d'un livre, tu observais, tu me regardais et me parlais, je te répondais, tu étais satisfait, tu étais dans mes bras et cela te suffisait pour être apaisé.

Tout le monde n'avait que des mots élogieux pour toi : les accueillantes de la crèche, les maîtresses, nos amis, les gens dans les parcs. Tu suscitais la bonhomie, l'attention, le prendre soin, le syndrome du chouchou quoi.

Tu as vite eu la capacité de développer des temps de jeu seul. Je t'observais aligner, superposer, encastrer, détruire, reconstruire, regarder des livres page par page comme si tu lisais dans ta tête. Tant qu'un adulte se trouvait dans ton champ de vision, tu t'autorisais pleinement à explorer tes fonctions cognitives. Quel petit être incroyable ! Tu déambulais dans le salon sans jamais te mettre en situation de danger. Tu montais et tu descendais les escaliers avec une dextérité délicate.

Dans nos échanges avec toi, tu étais très actif et participatif. Il ne te fallait pas longtemps pour comprendre les choses. D'ailleurs tu as vite trouvé une place plus sereine auprès des adultes. Tu as effectivement évolué dans un environnement d'adultes car à l'époque, nous étions les seuls à avoir un enfant dans notre entourage amical et familial. Donc la majorité de tes interactions se sont construites avec des adultes.

Puis est venu le moment de t'inscrire à la crèche, tu avais alors deux ans. L'adaptation s'est très bien passée, tu as très vite trouvé ta place notamment auprès… des accueillantes !

Je me souviens quand je t'emmenais le matin, elles te réservaient un accueil des plus chaleureux :

— Ah voilà notre petit Léo !

Je repartais sereine, je savais que l'on t'accorderait toute l'attention dont tu avais besoin.

En fin d'après-midi, le temps d'échange avec l'accueillante sur ta journée était toujours très positif. Cependant, une observation revenait régulièrement : « Léo est un petit garçon vif d'esprit, il parle très bien, mieux que les enfants de sa classe d'âge. C'est peut-être ce qui explique qu'il sollicite beaucoup plus les adultes que les enfants. Il parle avec nous, il joue avec nous mais va très peu avec les autres enfants. Ce n'est pas un problème du tout, ne vous inquiétez pas, nous on adore être avec Léo. »

Bon, je gardais ça dans un coin de ma tête…

Dring !!! Rentrée des classes, tu entres à l'école maternelle. La maîtresse est ravie d'avoir un petit garçon comme toi dans sa classe, encore une fois, elle ne manque pas d'éloges sur toi. Elle observe également un léger décalage avec les autres enfants mais dans le contexte de l'école cette coquetterie semble moins visible.

Tu dérouleras ta scolarité jusqu'en CM1 sans problème, avec un petit groupe de copains. Les appréciations des différentes institutrices sont fidèles à ta personnalité : élève vif d'esprit, comportement exemplaire, attachant.

A cette période, j'ai un nouveau compagnon avec lequel tu noues une belle relation presque comme un père avec son fils. Vous faites beaucoup de choses ensemble. Il est musicien, je suis professeur de danse en parallèle de ma formation d'éducatrice. Nous donnons des cours de danse et des stages sur Tours et son agglomération. Tu nous accompagnes bercé par le jeu des percussions et la puissance vitale de la danse.

Tu vis douloureusement les temps de transitions et de séparations quand tu dois aller chez ton papa les week-ends. C'est malheureusement l'équilibre complexe dont les enfants de parents séparés doivent s'acquitter. Je ne connais pas cette douleur, je ne sais pas ce qu'elle implique, je t'ai juste observé et j'ai assisté à tes réactions parfois contenues, parfois explosives en tentant d'alléger leur impact mais j'étais finalement bien impuissante face à ta détresse. Toi seul la vivais finalement.

Cette séparation avec ton père avait un sens pour moi mais pour toi…Quel sens lui as-tu donné ? Quel sens lui donnes-tu aujourd'hui ? Est-ce que les explications de ton papa et moi t'ont apporté un peu d'apaisement ? Est-ce que ta vie a dès lors été scindée en deux ? Est-ce que tu t'es senti morcelé ne sachant plus quoi faire des petits bouts de toi ? Est-ce que nous t'avons fait du mal ? Est-ce que tu nous en veux ? Est-ce que tu nous aimes malgré tout ?

Moi je t'aime Léo et la vie peut être belle même si elle est un chemin rugueux, pleins de caillasses, de merdes dans lesquelles on marche, de trous qui font flancher nos chevilles emportant notre corps désarticulé, d'intersections qui imposent un choix, d'ombres ambulantes qui te soulèvent pour atteindre les fruits de l'arbre, qui te bousculent pour t'aider à tomber, qui se calent à la rythmicité de tes pas pour t'accompagner vers un autre sentier, de la terre rouge, de la terre marron, de la terre jaune, de la terre grise, des petites herbes poussent sans cesse pour faire céder le bitume, des petites herbes poussent sans cesse pour faire renaître les chemins martelés par le poids des âmes meurtries et lasses, des petites herbes poussent sans cesse pour nous montrer que chaque chemin ouvre le champ des possibles.

— Léo, j'ai quelque chose à te dire : Ben et moi nous nous séparons car nous n'avons plus d'amour l'un pour l'autre. Je sais que c'est difficile pour toi.

Tu pleures…

Ben prendra un temps pour t'expliquer notre séparation. Animé par sa colère et sa tristesse, il me dira par la suite :

— J'ai bien dit à Léo qu'il ne me verrait plus et que tout ça c'était de ta faute car c'était ton choix !

Cette explication a dû rester ancrée dans ta tête de petit garçon, en tout cas, elle a participé à raviver une colère latente chez toi.

Les mots cinglants d'un adulte qui t'a fait endosser le poids de sa colère. Un adulte qui n'a pas pris en compte l'enfant que tu étais. Un adulte qui s'est servi de toi pour m'attaquer ou au moins exprimer sa petite vengeance perfide. Quelle bassesse d'esprit, si tu savais comme je t'en veux Ben de ne pas avoir eu l'intelligence de protéger Léo alors qu'il n'avait que quatre ans.

Ma formation me prend beaucoup de temps, je suis dans la dernière ligne droite. Stages, écrits multiples, mémoire, danse, je suis dans un tourbillon et j'ai besoin d'avoir des temps sans ta présence. Ta mamie Brigitte, ma maman, va être très présente pour toi à cette période. Ta mamie, ce phénomène, incarnation de l'amour inconditionnel, elle m'aimait plus que tout et elle t'aimait bien au-delà. Dans son quotidien tourmenté par son état dépressif profond, tu venais réanimer son échine, face à toi, elle se courbait pour t'enlacer dans ses bras et déployer toute son énergie pour répondre à tes envies.

J'ai toujours été inquiète pour ma mère dès lors où je n'étais pas avec elle. Ses fluctuations qui déclenchaient chez elle des états tantôt morbides, tantôt euphoriques, puis stables puis instables ont fait grandir en moi un état d'alerte presque permanent. Elle pouvait être éparpillée, désorganisée, infantile, naïve, combattante, colérique, douce mais tout cela dans un élan d'amour infini et une intelligence reconnue.

Maman était une belle blonde aux yeux verts. Elle avait un air à la BB avec ses traits dessinés et son regard plein d'affront. Elle aimait les livres et la musique. Elle aspirait à monter sur scène pour faire éclater sa voix puissante. Elle était très théâtrale et sa voix mêlée à son jeu d'interprétation lui donnait l'allure d'une grande artiste. Quand elle chantait du Piaf, les gens avaient les larmes aux yeux. Rien que de l'écrire, les larmes montent car j'entends sa voix. Et Barbara, sublime ! Elle faisait des représentations dans les maisons de retraite. J'en profite pour faire un beau clin d'œil à la directrice d'une de ces maisons de retraite à l'époque, une femme incroyable. Dans mes souvenirs, elle ressemblait à Nicoletta. Je la trouvais si belle et elle communiquait une gentillesse troublante.

Je les regardais discuter toutes les deux, les deux blondes avec leurs allures d'actrices de cinéma. Leurs bouches si bien tracées, leurs cils allongés, leurs chevelures dorées, la voix grave et rauque de l'une et le timbre clair de l'autre.

Brigitte, maman, tu voulais être chanteuse ou photographe mais les enfants de la DDASS ne sont pas prioritaires dans l'accès aux écoles spécifiques. J'ai pu le lire dans ton dossier DDASS et ça m'a fait tellement de mal de découvrir cette réalité que tu as vécue. Depuis ta naissance, tu as enchaîné les désillusions, tu as fini par te persuader que ta vie ne serait qu'un champ épineux. Tu as pourtant déployé tant de courage, tant d'audace, tant d'affront face aux épines s'enfonçant dans la plante de tes pieds nus. Toi qui as été privée de l'amour d'une mère et d'un père, tu n'as jamais renoncé à aimer les gens. J'ai toujours été admirative de ta spontanéité, de ta profonde humanité, de ta folie insouciante. Ton combat pour vivre et ne pas céder à la résignation. Tu es partie...épuisée par tes luttes acharnées et je te remercie d'avoir tenu si longtemps et de ne pas m'avoir abandonnée tant que je n'étais pas prête.

J'ai toujours pensé que ma maman était passée à côté de sa vie notamment parce qu'elle était née au mauvais endroit, au mauvais moment. Malgré son caractère passionné et son attitude de guerrière, la vie s'est acharnée et ses rêves se sont éteints les uns après les autres.

Au-delà de sa profonde tristesse, elle a essayé de vivre. Qu'il est difficile de vivre quand plus rien ne vous anime, quand la vie vous a anesthésié tant elle a été marquée de violences, quand il n'y a pas de place pour les êtres à part, vite catalogués par un diagnostic qui ne rassure que celui qui le pose. Et après ? Que leur propose-t-on à ces personnages ? Des journées à l'hôpital de jour pour faire du découpage et du collage d'images de magazine ? Des ateliers couture entourés de blouses blanches ? J'ai souvent tenté d'imaginer ce que pouvait ressentir ma maman dans ce milieu qui n'avait rien à voir avec qui elle était. Au lieu de révéler un potentiel, il l'a enfermée dans l'idée que finalement c'était bien là sa place. Quelle violence ! J'ai compris que les êtres à part avaient éventuellement une porte ouverte lorsqu'ils évoluaient dans un milieu socio-économique confortable, les autres devraient supplier leur bonne étoile jusqu'à perdre toute forme d'espoir.

Ta mamie était une femme extra-ordinaire. Elle est partie rejoindre les stars le 14 février 2010. Et encore une fois, son décès a suscité beaucoup de culpabilité chez moi. Ce jour-là, elle a tenté de me joindre à plusieurs reprises mais je n'avais pas mon portable avec moi. J'ai découvert ses appels quand je suis rentrée chez moi et comme elle m'appelait régulièrement pour tout et rien, je ne me suis pas inquiétée plus que ça, je ne l'ai pas rappelée… Ironie du sort, elle est décédée quelques heures après… Alors que j'ai toujours été présente pour elle, quand elle déprimait, quand elle appelait au secours, quand elle n'avait plus d'argent, quand il fallait faire dégager les êtres malveillants qui s'asseyaient un peu trop longtemps sur les chaises de sa cuisine, pour lui tenir compagnie pendant ses séjours en psychiatrie… La mort l'a emportée le jour où je n'ai pas répondu…

J'ai donc toujours été très inquiète pour ma mère. Mais quand tu étais avec elle, mes angoisses s'effaçaient car je savais que ta présence auprès d'elle lui permettrait de décupler sa force de vie. Il ne pouvait rien t'arriver avec mamie Brigitte quand sa force de vie était active.

Juillet 2009, je suis diplômée. Trois années intenses, je ne suis pas mécontente d'en voir la fin ! Je trouve du travail tout de suite, dans le secteur de la Protection de l'Enfance. Je demande un mi-temps pour pouvoir continuer mon activité de professeur de danse. Cet été-là, je rencontre Joachim. Il sera le papa de tes deux frères et mon compagnon encore aujourd'hui.

Je disais plus haut que ta scolarité s'était déroulée classiquement jusqu'au CM1. Tu entres donc en CM1. Trois semaines après la rentrée, ta maîtresse m'appelle.

— Bonjour Madame, je vous appelle, ne vous inquiétez pas rien de grave, Léo s'est fait mal à la cheville apparemment en jouant dans la cour, il a très mal, pouvez-vous venir le chercher tout de suite sinon nous pouvons appeler le SAMU ?

— Non, non, je viens le chercher, juste le temps d'arriver, je suis au travail.

— D'accord, on vous attend.

Aux urgences de l'hôpital.

— La radio ne montre rien d'anormal, la douleur vient peut-être du coup, vous pouvez rentrer chez vous.

— Bon Léo, arrête de boîter comme ça, visiblement tu n'as rien à la cheville.

Il s'en est suivi un autre épisode de ce type, tu n'avais jamais rien, je commençais à me poser des questions puis à te les poser.

— Il se passe quelque chose à l'école ? Est-ce qu'il y a des enfants qui t'embêtent dans la cour ?

Rien ne sortait de ta bouche.

— Bonjour Madame, je me permets de vous appeler car je ne comprends pas le comportement de Léo. Il refuse d'ouvrir son cartable depuis une semaine, il ne fait plus rien en classe, quand je lui parle, il ne me répond pas. Il se passe des choses qui pourraient expliquer ce comportement dans votre quotidien ?

— Non, rien de particulier. Je ne comprends pas moi non plus ce qu'il se passe ? Est-ce qu'il a des copains à l'école, est-ce qu'il joue ?

— Ah oui, oui, Léo a des copains, on le voit jouer. Il est même plutôt populaire dans le sens où il est apprécié, on le voit.

Ce n'est pas possible, qu'est-ce qu'il se passe ? Je cherche, je me triture la tête pour essayer de trouver ce qui pourrait expliquer ce changement de comportement ? Je pense alors au déménagement, au changement d'école, de copains. Je me dis que tu dois avoir un contre coup et que c'est pour cette raison que tu l'exprimes un an plus tard.

Lors d'une discussion au supermarché du coin avec une collègue de travail qui connaissait bien l'école car elle a fait partie de l'association des parents d'élèves pendant toute la scolarité de ses enfants, elle me détaille le profil de ta maîtresse. Elle serait très rigide, pourrait avoir des propos en classe peu adaptés voire humiliants envers les enfants. Plusieurs écrits seraient remontés au Rectorat sans suite.

D'autres parents me confirmeront la personnalité particulière de cette institutrice. Je découvre tout ça un peu hébétée, nous sommes sur la commune depuis un an et demi. Le CE2 s'était très bien passé, et voilà que les choses basculent presque du jour au lendemain.

La directrice de l'école me propose que tu rencontres la psychologue scolaire afin de te faire passer des tests car elle pense à un haut potentiel. À la suite de ces tests, une équipe éducative est mise en place afin d'échanger sur les résultats avec la psychologue. Paul et moi sommes présents ainsi que l'institutrice et la directrice. La psychologue arrive en retard et nous explique qu'elle ne pourra pas rester longtemps car elle a un rdv important. Elle nous retransmet les résultats des tests :

— Dans les acquisitions, Léo n'a pas de décalage significatif. Je n'ai pas vraiment pu l'évaluer de façon significative car dans certains exercices, Léo peut se compliquer la tâche en passant par des chemins complexes alors qu'il pourrait faire plus simple. Pourtant, ses résultats sont toujours justes. Sur le plan émotionnel, il présente une avance de deux à trois ans par rapport à son âge. C'est un facteur qui peut expliquer un mal être dans le milieu scolaire et le milieu social en général puisqu'il ne traduit pas les événements de la même façon que les autres enfants de son âge. Je pense que sa perception des choses peut être différente de la majorité mais cela n'engage que moi.

Je suis un peu soulagée par ces conclusions car elles viennent finalement confirmer ce que j'observe depuis que tu es tout petit et ce que les différentes professionnelles, qui se sont occupées de toi, pouvaient me dire.

La psychologue s'en va, nous restons un peu sur notre faim car nous n'avons pas vraiment pu développer avec elle. Paul et moi abordons alors la question du comportement en classe et nous demandons à la maîtresse comment elle fait face à tes oppositions ? Qu'est-ce qu'elle est en mesure de te proposer pour faire baisser la tension ? Le ton est peut-être un peu incisif (sachant que j'ai bien en tête les retours des parents de l'école sur le comportement de cette maîtresse), elle semble le sentir et se met en position défensive. Elle nous dit qu'elle n'a rien à se reprocher, qu'elle t'a proposé pleins de choses mais que tu restes buté. Je comprends alors qu'elle semble assez vite submergée et se sent attaquée et qu'elle y répond par une forme d'agacement. A sa décharge, je te connais aussi Léo et je sais que quand tu es braqué, il est difficile, pour ne pas dire impossible, de te faire changer de cap.

La situation ne s'arrange pas, je prends donc un rdv avec une graphothérapeute. Pourquoi une graphothérapeute ? Parce que tu exprimais ton opposition notamment au travers de l'écriture. Tu n'écrivais plus sur les lignes, tes phrases descendaient comme un skieur sur une piste rouge, tu faisais de grosses lettres, alors que ton écriture avait toujours été correcte. J'ai donc pensé que ce serait la bonne interlocutrice.

Tu fais quelques séances, la relation se tisse facilement avec cette dame. Dès la deuxième séance, elle me parlera d'une colère contenue qu'il fallait que tu extériorises. Puis il y a eu ce fameux dessin sur lequel tu nous représentais : Jo à droite de la page, moi au milieu et ton frère à ma gauche, toi tu étais un peu décalé vers la gauche de la feuille, nous avons les bras ouverts et les tiens sont très grands par rapport aux nôtres. Ton papa était dans un avion tout en haut de la feuille avec une bulle dans laquelle tu avais écrit « Coucou la compagnie ».

LE DESSIN

— Nous avons donc fait six séances avec Léo. Il a très vite réajusté son écriture comme vous pouvez le voir sur ces feuilles. Nous avons travaillé sur la position des doigts, la posture, le maintien du crayon, la dextérité du poignet, la continuité de l'écriture. Il apprécie les temps privilégiés, il est très pertinent dans sa réflexion et très drôle. Il a pu exprimer de la colère avec le punching-ball dans un premier temps puis il l'a exprimée verbalement dans un second temps. Il est encore petit donc sa colère reste diffuse, il ne sait pas quelle en est l'origine. Comme il est très pertinent, ça va vite, on avance vite avec Léo.

A la cinquième séance, j'ai demandé à Léo de faire un dessin sur sa famille. Dans ce dessin, il nous dit plein de choses. Tout d'abord, le graphisme du dessin est assez infantile par rapport à son âge. Il se représente avec deux grands bras grands ouverts et il est plus grand que les autres protagonistes ce qui marque une volonté de montrer qu'il est là et une forme de demande d'attention privilégiée. Il a bien fait apparaître tous les membres de sa famille principale donc chacun a bien une place dans son quotidien. Son petit frère est le plus proche de lui, vous Madame vous êtes au centre du dessin et son beau-père est le plus éloigné, cela montre qu'il a bien intégré le schéma familial et que finalement chacun est sa place par rapport à lui. Son père est dans un avion tout en haut de la feuille, avec une bulle dans laquelle il a inscrit « Coucou la compagnie ». L'avion est en mouvement car il a dessiné de la fumée à l'arrière. Son père est présent mais semble loin de son quotidien et il y a une forme de distance que Léo fait ressortir par les mots « Coucou la compagnie ».

Lors de mes échanges avec Léo, la question de la place de son père est floue. Il a du mal à le définir en ce qui concerne ses actions en sa direction. Il lui reconnaît une place certaine mais il exprime un besoin de clarification quant à son rôle.

Son petit frère a pris une place importante auprès de vous et de son beau-père et Léo revendique sa place. C'est un besoin logique et sain dans une fratrie mais intensifié quand il s'agit de la famille recomposée. Il semble important pour lui de maintenir des relations privilégiées pour ne pas ressentir une forme de perte encore une fois accentuée par la situation de famille recomposée et encore plus quand la place du père n'est pas suffisamment investie.

Voilà, il n'y a pas lieu de proposer d'autres séances.

« UN P'TIT FRERE...TU M'AIMERAS TOUJOURS ? »

Tu avais sept ans quand ton petit frère est né. Sept années seul avec toute l'attention focalisée sur toi et voilà qu'apparaît un petit être qui va tout chambouler. Non seulement il va te contraindre à ajuster ta place auprès de nous, de lui, mais en plus, il va venir concrétiser une nouvelle famille au sein de laquelle lui, aura son père et sa mère et toi un beau-père… Comment un beau-père peut-il aimer de la même façon un « vrai » fils et l'enfant de sa compagne ? Il ne peut pas Léo, et la réalité c'est que même dans une famille classique, on n'aime pas tous ses enfants de la même façon. Ce n'est pas une question de plus ou de moins, on les aime différemment selon ce que l'on projette sur chacun, selon à qui il semble ressembler, selon les moments de la vie où chacun est né… Je t'aime différemment mais je t'aime. De la même façon que j'aime tes deux frères différemment. Il y a de la place pour chacun de vous trois. Je sais que tu en doutes encore, que tu n'es pas sûr de l'amour que l'on te porte parce que tu es cet aîné face à deux petits frères, parce que tu es cet enfant d'un autre papa, parce que tu as dû accepter de partager ta maman, parce que ta sensibilité exacerbée ne te laisse pas d'autres choix que de douter de toi.

Je me demande encore si l'arrivée de ton petit frère n'a pas déclenché chez toi un besoin de réassurance quant à ta place auprès de papa ? Est-ce qu'il fallait que toi aussi tu te prouves que tu avais bien une maman et un papa ? Ou est-ce qu'il fallait que tu retrouves un contexte dans lequel tu aurais l'attention rien que pour toi ? Ton papa n'avait pas de compagne, tu étais garanti de sa pleine disponibilité ? Je ne sais pas, ce sont des hypothèses que je pose.

Deux ans après l'arrivée de ton frère, tu manifestais l'envie d'aller vivre chez ton papa.

Difficile pour ton petit frère de voir son grand frère s'éloigner. A chacun de tes retours, il te regarde avec ses deux grands yeux pleins d'admiration espérant certainement pouvoir te garder près de lui et venir envahir ta chambre bien plus attractive que la sienne. Te toucher, t'observer, écouter tes goûts, apprivoiser ton allure, chercher tes pas de géant avec ses petits pieds rapides. Courir derrière toi, te rattraper peut-être, accrocher ta rythmicité, accompagner tes horizons, sentir ta force pour s'assurer de ta protection, transpercer tes pensées et ne pas douter de ton amour, lui qui t'a senti partir au moment de son arrivée…

« Un petit frère, m'aimeras-tu toujours ? » Non seulement je t'aime toujours et pour toujours et ton petit frère te porte un amour propre aux fratries, cet amour-haine, très constructif et confrontant, si vrai dans ses actes et authentique dans son expression. Contrairement à l'amour parental, il est spontané, actif et je pense qu'il n'est pas inconditionnel et c'est pour moi ce qui le rend si sain. Il impose un respect de l'individualité, une reconnaissance « simplifiée » de l'autre et une relation d'allers et de retours fluides, nourrie par le jeu, les disputes éphémères qui imposent le retour sur soi puis l'aller vers l'autre, les rires à la fois furtifs, relâchés et surtout communicants, le parler sans précaution qui ne blesse pas mais devient une source d'apprentissage, la gestuelle non contrôlée qui invite à la danse des fratries, la confrontation du quotidien pour ajuster, réguler, revendiquer, céder, négocier, ne rien lâcher, perdre, gagner, articuler, pleurer, crier… Ce panaché est activé par la fratrie. Bien sûr, on peut trouver tout cela dans d'autres relations interactives avec les amis par exemple, mais avec la fratrie il y a la notion de quotidienneté et d'intimité partagée. C'est certainement la relation la plus confrontante que l'on puisse expérimenter. Elle n'a pas pour objectif d'être idéale, sereine, rassurante sur l'image que l'on projette sur l'autre, non, elle est rassurante grâce à son échec dans le calcul, la mentalisation et le contrôle de la relation.

« COMMENT FAIRE AVEC LES AUTRES ? JE NE SAIS PAS... ILS NE SONT PAS COMME MOI... »

Comme tu peux t'en rendre compte et surtout comme tu le vis, tu as toujours été un peu à part, à côté, en décalage, peu importe les termes, tes comportements le décrivent parfaitement et ce depuis que tu es tout petit.

Nous sommes le 22 février 2022, tu as dix-sept ans et neuf mois et je ne sais toujours pas exactement pourquoi. Il y a des évènements que j'ai retracés et qui apportent des éléments de compréhension bien sûr mais j'ai le sentiment qu'il y a autre chose mais quoi ? Quel est ce petit nuage grisâtre au-dessus de ta tête ?

La psychologue que tu as rencontrée n'en a rien dit si ce n'est : « Laissez-le faire ses expériences ». Tu es au plus mal et on me demande de te laisser faire tes expériences. Oui, mais jusqu'où ? Elle est où la limite entre l'expérience et la mise en danger ? Je vois bien que tu tends vers la mise en danger. Pourquoi est-ce que l'on ne m'écoute pas ? Pourquoi est-ce que l'on pense que je m'inquiète trop ? C'est quoi cette nouvelle société dans laquelle on a placé l'enfant sur une marche si haute qu'on lui en fait perdre ses repères ? Il regarde les adultes, perché sur sa stratosphère instable ?

N'oublions pas que lorsque l'on parle du malaise des jeunes, on doit le relier aussi au malaise d'une société. Il ne s'agit pas uniquement de la question de l'éducation des parents et on a facilement tendance à l'oublier au profit de la culpabilisation de ces derniers. Cela ne veut pas dire que j'exclus l'implication parentale, bien au contraire.

Je suis éducatrice de jeunes enfants en Protection de l'Enfance et mes différentes interactions avec les enfants et leurs parents montrent bien que la souffrance, certains troubles du comportement, les troubles du langage, les difficultés d'attention, l'agitation motrice, les manifestations d'opposition intense (autour de l'alimentation, du sommeil), les décalages et retards de développement sont liés, entre autres choses, au lien et à la relation entre le parent et l'enfant : aux incohérences, aux injonctions paradoxales, à la discontinuité, aux réponses non adaptées et non ajustées, au défaut de contenance, à la question des limites posées (floues, trop, pas assez, incohérentes, paradoxales), aux stimulations excessives qui ne prennent pas en compte l'âge ou les manifestations d'inconfort de l'enfant, aux interactions pauvres qui ne permettent pas à l'enfant de construire une relation de qualité avec son parent.

Je vais faire une petite parenthèse dans mon récit :

La question de la relation et du lien d'attachement parent-enfant, du vécu émotionnel est bien au centre de l'accompagnement que nous proposons aux familles, dans le service dans lequel je travaille. J'ai pu constater que parfois le médical est placé comme cause principale et unique des manifestations de l'enfant sans prise en compte de la question de sa relation avec ses parents et de ce qui potentiellement, fait nœud et se manifeste par le corps quand la verbalisation ne peut s'élaborer.

Je vais prendre un exemple précis d'une petite fille de deux ans que nous avons accueillie à l'accueil de jour avec ses parents. Elle était placée dans une famille d'accueil et elle venait rencontrer ses deux parents sur des temps de demi-journée dans notre service. Cette petite fille ne s'était jamais alimentée normalement donc par la bouche, une sonde gastrique lui avait été posée peu après sa naissance. Ce fut une des raisons de son placement, ses parents, déjà très fragiles eux-mêmes, se sont trouvés complètement démunis face aux manifestations de leur fille. Un pronostic vital était en jeu.

Elle était suivie par un gastro-entérologue spécialisé dans ce type de problématiques. Pourtant, aucune amélioration n'était constatée. L'objectif principal était de maintenir un poids acceptable et surtout de garantir la survie de cette enfant.

Après quelques mois d'accompagnement autour de la relation parent-enfant et avec une médiatisation importante des interactions entre la petite fille et ses parents, elle s'est autorisée à expérimenter ses premiers aliments par la bouche. Puis, sa sonde a été retirée. Lorsque nous sommes formés à cette question essentielle du lien d'attachement et de la relation parent-enfant, cela n'est pas un débat pour nous, nous savons que les enjeux dans la relation sont complexes et qu'ils peuvent engendrer chez l'enfant tout un tas de comportements et de manifestations que l'on serait souvent tenté de ne « traiter » que par le protocole médical. L'accompagnement pluridisciplinaire est primordial car il apporte une analyse plus globale sur une problématique. Et il ne faut pas faire l'impasse sur le vécu émotionnel de l'enfant et de son parent pour apporter des éléments de compréhension sur ce que manifeste l'enfant, d'autant plus quand il s'agit d'un bébé ou d'un jeune enfant qui parle le langage du corps. Je referme ma parenthèse.

Je sors du cabinet de la psychologue, en suspens, accrochée à ces mots avec le sentiment de devoir me dépatouiller toute seule. Pire encore, je vois que tu n'as pas été compris, que l'on est resté figé sur ta façade, ton discours et que l'on n'a pas fait l'effort de comprendre ce qui se cachait derrière. Tu ressors de ces entretiens déçu et convaincu que tout cela ne sert à rien, tu repars avec ton p'tit nuage grisâtre au-dessus de la tête à la différence que maintenant il s'est gonflé d'un liquide qui dégoulinera sur tes épaules au rythme de ta marche saccadée traçant le chemin de ton autodestruction.

Je me rappelle mes tentatives pour te faire intégrer un club de sport. Tu étais toujours très enjoué quand je te le proposais, rien ne me laissait penser que tu ferais capoter chacune d'entre elles.

— Tu aimerais faire un sport ?

— Oui ! Du foot !

C'est parti, je t'emmène au premier entraînement et à la fin de la séance, tu ne veux plus faire de foot mais du ping-pong. Bon, pas de soucis, c'est normal tu as six ans, tu ne sais pas vraiment ce qui te plaît.

Nous arrivons devant le gymnase et là tu t'arrêtes :

— Je ne veux pas y aller !!

— Bah, Léo, on n'est même pas entré, on va aller voir, tu n'es pas obligé de jouer si tu ne veux pas mais on peut demander à regarder et tu verras si ça te plaît ou pas ?

— Non !!

— On va repartir là maintenant sans même être entré ?!

— J'irai pas !!

Cette scène peut paraître banale car elle est plutôt fréquente chez les enfants, sauf que toi Léo, tu n'as jamais pu intégrer un groupe autre que celui de l'école et même l'école est devenue un lieu de socialisation difficile à appréhender pour toi. Qu'est-ce que le groupe te renvoie ? Pourquoi est-ce qu'il est source d'angoisses pour toi ?

Je te propose alors de faire de la musique. Tu es d'accord et tu voudrais faire de la guitare. Je trouve un jeune professeur, Quentin. Tu accroches tout de suite avec lui et cette relation duelle semble mieux te convenir. Quentin nous dit que tu progresses très vite et que tu as un sens du rythme et de la musique très développé. Malheureusement, ton déménagement chez ton papa marquera la fin de ton expérience musicale, à mon grand regret car j'assistais à ton épanouissement avec la musique et cela s'est arrêté contre ta volonté. Ton papa ne t'as pas réinscrit tout de suite, trop de temps s'écoulera avant qu'il ne te repropose un cours de musique. Tu as fait de l'accordéon mais tu n'avais plus la même motivation et envie. Quel dommage, les sons de l'accordéon t'auraient fait tellement de bien. Après l'accordéon, il n'y a plus eu ni de sport, ni de musique, rien ne t'intéressait ou plutôt tu ne voulais peut-être ne plus t'intéresser à rien par crainte que ça s'arrête.

En écrivant au fur et à mesure de nos évènements de vie, je me rends compte qu'il y a trois choses qui se dégagent de ton parcours :

- Ta singularité dans tes émotions et ta socialisation.
- La séparation de tes parents et les conceptions éducatives très différentes de l'un et de l'autre. Figures parentales peu en cohérence.
- Les ruptures (vie en alternance entre ton papa et moi/ déménagements tous les ans avec ton papa avec changement d'école très régulier) avec les conséquences du manque de continuité sur la stabilité sociale et émotionnelle.

Pourtant, bien d'autres enfants vivent les mêmes situations et parfois même ils évoluent dans un quotidien bien plus maltraitant et incohérent ? Pourquoi certains y laissent beaucoup de plumes alors que d'autres y puisent une force de vie incroyable ?

Chacun semble faire avec ses possibilités, ses ressentis, ses émotions, sa temporalité, sa capacité à s'extraire et sublimer ce qu'il y a de bon pour le décupler face au mauvais. Certains vont trouver des points d'accroche pour s'extérioriser de la relation sans la condamner pour autant : l'école, la musique, le sport, le dessin, la rencontre… C'est ce difficile équilibre que certains parviennent à maintenir alors que d'autres sont embarqués comme les poids sur une balance.

J'ai compris, notamment avec mon métier, que chaque individu portait une histoire singulière et qu'il était de fait presque qu'injurieux de tenter de la comparer à une autre. Chacun d'entre nous fait ce qu'il peut avec les bagages qu'il

a. Essayer de faire ce que l'on peut c'est déjà un bel engagement.

Être parent est le rôle le plus culpabilisant que je connaisse. Quand un enfant naît, son parent devient déjà coupable à travers plusieurs canaux : « Faire des enfants dans le monde dans lequel on vit, c'est inconscient ! » « Il s'appelle comment ? Ah…c'est mignon… » « Ah tu fais comme ça toi, moi je n'aurai pas fait comme ça… » « Combien ? 11 mois ! Tu l'as allaité pendant 11 mois… Bah c'est bien d'arrêter à un moment… » « Vous êtes séparés avec son papa ? Ça doit être dur tout ça… » « c'est le comble, tu es éducatrice et ton fils fait n'importe quoi… ». Ajoutez à cela votre propre culpabilité, celle avec laquelle vous êtes née et qui vous a été transmise par le processus intergénérationnel, et celle que vous avez construite au gré de vos évènements de vie : « Putain, mais qu'est-ce que j'ai fait pour que mon fils soit si mal ? Est-ce que je l'ai suffisamment protégé ? J'ai refait ma vie avec un autre homme et j'ai dû le laisser de côté sans m'en rendre compte Ma mère était dépressive, est-ce que je lui ai transmis ce mal ? Suis-je une mauvaise mère ? ».

Ce qui est époustouflant chez les mamans, c'est que cette culpabilité presque qu'originelle s'équilibre grâce aux forces qu'elles sont capables de déployer face aux situations les plus inextricables. Je ne veux pas faire de généralité et exclure les papas mais j'ai principalement vu, croisé, rencontré des mamans portant leur enfant à bout de bras, n'hésitant pas à mettre leur vie en suspens, et se mettant sur un mode qu'elles seules connaissent et incarnent. Les mamans franchissent les obstacles de la peur avec une détermination sans faille quand il s'agit de leur enfant. Je l'expérimente chaque jour, mon engagement envers mes enfants n'a pas de limites, je leur dois bien ça.

J'ai toujours dit ceci à mes trois garçons : « Ne fais de mal à personne et ne laisse personne te faire du mal. »

J'ai oublié d'ajouter « Ne te fais pas de mal… »

« PAS FACILE D'ÊTRE UN BON ELEVE ET DE TOUT FAIRE POUR NE PAS LE MONTRER. »
(Professeur d'Anglais, 5ème D)

Tu as toujours été un bon élève. Je te classerai plus dans la catégorie des bons élèves « intuitifs » plus que dans celle des bons élèves « travailleurs ». Tu comprenais très vite les différentes subtilités des différentes matières et tu n'as jamais dissocié le savoir dit littéraire du savoir dit scientifique.

Vers l'âge de neuf ans, tu sembles avoir compris que le regard que l'autre portait sur toi pouvait déterminer beaucoup de choses. Et lorsque l'on est sensible comme toi, on ne peut pas ignorer l'impact qu'il peut avoir sur soi, sur nos actions, sur nos émotions. Tu n'as pas pu t'en dégager car tu le percevais, tu ressentais sa violence. Tu as cru que tu devais changer ton comportement pour accéder à une image que tu pensais être en adéquation avec ce que les autres voulaient de toi. Tu t'es anesthésié, tu as mis ta réflexion en berne, tu as pensé : « je ne vous montrerai plus qui je suis car je ne suis pas comme vous et vous risquez de me rejeter. » Tu as cru que ta belle singularité était un problème, tu as cru que ta sensibilité était un danger, que ton intelligence émotionnelle était une incomprise, ils t'ont fait croire que tu devais être un autre pour être accepté par le plus grand nombre. Alors tu as attaqué ton toi, tu l'as méprisé et tu as commencé à incarner un autre. Celui qui, pour toi, cochait toutes les cases opposées à ce que tu étais. Tu étais intelligent, tu as incarné le crétin, tu étais sensible, tu as incarné le dur, tu étais calme et respectueux, tu as incarné le provocateur et le désobéissant. Personne n'a jamais été dupe de ton petit jeu de rôle mais tu as refusé violemment les mains tendues et tu es resté coincé dans ce tourbillon qui ne laissait plus de place pour la marche arrière. Il t'a imposé cette course vers l'avant fulgurante, ravageuse puis destructrice.

— Je ne sais pas qui je suis, je ne sais pas avec qui être, je traîne aussi bien avec des gens diplômés, des mecs de banlieue, des gothiques, des gars de cinquante piges…Je suis qui moi là-dedans ? C'est normal ?

— C'est une richesse Léo de ne pas fermer les portes dans la relation. Après tu sais on ne peut pas plaire à tout le monde, il faut aussi accepter ça. Tes consommations excessives ne t'aident pas à trouver qui tu es vraiment puisqu'elles viennent complètement masquer ce qui pourrait te définir, elles trompent ton discernement, elles saccagent tes relations car tu n'es pas en mesure d'en apprécier le fondement. L'état second dans lequel elles te plongent est par définition en dehors de toi. C'est dangereux Léo, j'aimerais tellement que tu en prennes conscience…

— Oui, je sais que tu as raison mais je ne peux pas m'en empêcher. J'aime trop cet état, j'parle avec tout le monde, tout le monde m'aime bien. Et j'suis pas dans la réalité et en plus j'ai rien à faire d'autre, j'me fais chier sinon.

— Mais de quoi tu as peur Léo ? Tu dois vraiment avoir peur pour t'infliger tout ça ?

— J'sais pas…

Attitude provocatrice envers les professeurs, refus de travailler, tout faire pour être au centre du jeu, pour être sûr que tous les regards soient sur toi et y trouver une forme de popularité. Tu déploies toutes les stratégies pour assurer ton statut auprès des autres et être garanti de leur affiliation.

Evidemment, il s'agit pour toi de t'allier avec ceux qui t'apporteront l'adrénaline que tu recherches tant. La limite à ne pas franchir est proche…Tu l'enjambes avec une facilité déraisonnée. Rien ne semble pouvoir arrêter ta frénésie. La déscolarisation n'en sera que la suite logique, si logique il y a…

Voici les moyennes que tu avais avant ta dégringolade :

18,43 en anglais
17 en éducation physique et sport
16,25 en français
17,83 en histoire géo
16 en mathématiques
14,03 en espagnol
11 en physique chimie
16 en sciences et vie de la terre
17,74 en technologie
13 en arts plastiques

J'ai dû me replonger dans tes bulletins pour me rappeler l'excellent élève que tu étais tant dans ton comportement que dans tes résultats. Tes professeurs décelaient en toi un fort potentiel que tu commençais déjà à ne pas assumer auprès de tes camarades. J'ai relevé ces phrases de ta professeure d'anglais qui avait bien perçu ton dilemme « être un bon élève au risque d'être exclu par les autres ou annuler ton potentiel pour être accepté par ceux qui attaquent ton statut dit « d'intello ». Et encore une fois, ta sensibilité ne t'a pas laissé le choix : tu t'es laissé envahir par cette idée qu'il fallait que tu sois accepté à tout prix par ceux que tu semblais considérer comme les plus dangereux pour toi paradoxalement. Mieux vaut choisir le camp du plus « fort », de celui qui attaque que le camp des « faibles », ceux qui subissent les attaques. Tu as cru à cette idée terrible qu'il fallait commencer par devenir un autre Léo pour ne pas prendre le risque d'être seul.

Être seul… c'est encore ta plus grande peur aujourd'hui. Tu as ce besoin continu de combler tous les petits vides qui pourraient faire surgir ce sentiment de solitude ou plus précisément ce face à face avec toi-même si difficile à appréhender. Car tu es intelligent, tu te poses des questions, tu te vois faire, tu te culpabilises, tu te dénigres, tu te demandes ce que tu fous là, tu as du mal à te projeter car tu penses que tu n'es capable de rien. Mieux vaut alors rester avec cette pensée qui reste floue plutôt que de prendre le risque de la matérialiser et de se confronter à la réussite ou à l'échec. Réussite/Echec voilà le résultat de notre système éducatif qui ne laisse pas de place au chemin : soit tu réussis, soit tu es en échec. Et les petites réussites dans les échecs, on en fait quoi ? On les valorise comment ? Comment on apprend aux enfants à sortir du tout ou rien, comment on les accompagne pour intérioriser les échecs et non pas l'Echec (comme une épée de Damoclès qui, si elle tombe, vous foudroie sur place !). Les échecs sont comme des petits savoirs qui nous rendent bien plus compétents à chaque fois.

« AVEC PAUL, JE FAIS CE QUE JE VEUX ! »
Le prix de la liberté

Paul et moi, deux façons complètement opposées de concevoir ton éducation. Je n'ai jamais compris sa désinvolture et sa nonchalance, j'ai peu adhéré à ses actions éducatives vis-à-vis de toi. De la même façon qu'il n'a jamais compris les miennes, mes inquiétudes, mon organisation et ma gestion maîtrisée du quotidien.

Lorsque tu es parti vivre chez ton papa, les principes éducatifs que je t'avais inculqués jusqu'ici ont littéralement volé en éclats. Il est devenu alors presque impossible de retrouver une légitimité du cadre éducatif que je te proposais.

Chez ton papa, tu as très vite expérimenté le faire seul, la débrouillardise, l'accès à l'autonomie avec tout ce qu'elle implique et qui était, selon moi, complètement en inadéquation avec ton âge.

Parfois, sous couvert d'accès à l'autonomie, on lâche l'enfant. Une fois passée l'euphorie de faire les choses seul, l'enfant peut se sentir complètement livré à lui-même et comprend qu'il ne peut pas s'appuyer sur la figure parentale. L'autonomie n'a de sens et de portée positive que lorsqu'elle reste en adéquation avec l'âge de l'enfant et en respect des différentes étapes de son développement. L'enfant et d'autant plus l'adolescent, même s'ils veulent nous convaincre qu'ils peuvent faire seuls et revendiquent d'être reconnus comme des êtres autonomes et libres, n'aspirent pas à avoir des parents qui se mettent au même niveau qu'eux. Incarner un adulte responsable, ringard, chiant, cadrant mais aimant c'est dire à l'adolescent : je ne suis pas comme toi car je suis un adulte. Je ne peux pas te laisser faire tout ce que tu aurais envie de faire car je suis un adulte qui se doit de t'apprendre la responsabilité, l'équilibre, les règles collectives, la vie en société et l'évolution de tes droits au regard de ton âge. Je t'aime comme un parent, pas comme un copain. C'est ce qui déclenche les conflits importants entre ados et parents à ce moment de la vie. Mais ce conflit est une dynamique pour le futur, pour les adultes qu'ils vont devenir. Fuir ce conflit serait presque comme annihiler son rôle de référence pour l'enfant. Bien sûr, l'équilibre, entre cadre éducatif à tenir et acceptation du processus d'autonomisation, réside dans la souplesse des décisions. On le sait bien, l'adolescent va nous contraindre à assouplir, à négocier, à faire des compromis et il est essentiel d'en entendre quelque chose et d'être en capacité de remettre en question certains de nos principes éducatifs. C'est par ce processus que l'enfant nous montre qu'il est en train de construire son identité et que nos aspirations et nos choix ne peuvent s'imposer à lui sans son accord.

Quand les deux parents vivent et élaborent à deux l'éducation de leurs enfants, ce n'est déjà pas simple mais les interactions perpétuelles entre eux favorisent les réponses coordonnées qui du coup font sens pour l'enfant, même si elles se sont construites au départ sur des avis pouvant être divergents.

Quand deux parents sont séparés et qu'ils ont une vision et des actions éducatives opposées, ça peut devenir incohérent puis déstabilisant pour l'enfant.

Je pense faire partie du deuxième groupe…

— Allô, Léo, c'est maman, tu vas bien ? Tu as fait quoi cette semaine ?

— Oui, ça va. Je suis allé voir mémé Cécile mercredi et après je suis allé au cinéma voir un film.

— Avec ton papa ?

— Non, tout seul, Paul veut bien.

— Tout seul ? Attends, il te laisse entrer sans rien demander au cinéma ?

— Bah oui.
— Tu es allé voir quoi ?
— Les Huit Salopards.
— Quoi ??? Les Huit Salopards ??!!! Tu étais vraiment tout seul Léo ou tu me racontes n'importe quoi ??
— Non, j'étais tout seul, appelle Paul si tu ne me crois pas. De toute façon, il n'était pas là, il est parti pendant trois jours, il revient aujourd'hui, je suis tout seul à l'appart.
— Oui je vais l'appeler après…
Je raccroche et je bouillonne. Je monte en pression toute seule, décidément je ne te comprendrai jamais Paul ! Qu'est-ce qui peut te laisser penser qu'un enfant de onze ans peut être laissé en pleine autonomie pendant trois jours ! Alors oui, son arrière-grand-mère n'habite pas loin et ses grands-parents non plus. Sauf que Léo a bien compris que de toute façon tu n'étais pas là et qu'il avait la latitude de faire ce qu'il voulait. Un petit coup de fil à papa et il aura ton accord pour aller au cinéma voir ce que bon lui semble. Et en plus, le guichetier le laisse entrer sans s'inquiéter de son âge ! Eh bien, tous les feux sont au vert, allons-y gaiement !
J'appelle ton papa. Il ne me rappelle pas. J'insiste ; Trois jours après :
— Allô Paul ?
— Oui, ah salut ça va ?
— Moi ça va et toi ?
— Bah oui, tranquillement, je travaille beaucoup, je n'arrête pas.
— J'ai eu Léo au téléphone il y a trois jours. J'ai eu la bonne surprise d'apprendre que non seulement il était tout seul et qu'en plus il était allé voir le film les Huit Salopards seul au cinéma.
— Ohhh, mais attends, tu me sautes dessus là, j'sais pas de quoi tu me parles.

— Tu n’étais pas là pendant trois jours c’est bien ça ? Léo, semble-t-il, t’a appelé pour te demander ton accord pour aller au cinéma ?

— Oui, oui ! C’est quoi le problème, j’comprends pas ? Mais y’a mémé Cécile qui habite à côté, il n’est pas tout seul !

— Mais tu ne l’as pas confié à mémé Cécile, c’est bien différent. Tu as juste dit à Léo, qu’il pouvait aller la voir mais le reste du temps il était seul chez toi et potentiellement seul à faire ce qu’il voulait ? C’est pas possible Paul ! T’as quoi dans la tête !?

— OHHH, c’est bon là, faut toujours que tu t’inquiètes pour tout ! Il avait à manger, je lui ai fait des courses, je lui ai dit de rentrer après l’école. Après le cinéma, il a bien le droit d’aller au cinéma bon sang !

— J’hallucine, on vit vraiment sur deux planètes différentes ! On ne se comprend pas, j’ai l’impression que tu ne comprends pas ce que je te dis ??? Tu crois que le fait de lui avoir fait des courses justifie le reste ??? Il y a un lien de cause à effet là-dedans ???

— Bon, ça va, moi j’ai des choses à faire, j’ai plein de taf là

— Mais oui tu es le seul à avoir pleins de choses à faire Paul, évidemment. Allez ciao !

Si seulement cet épisode avait été le seul…C’est l’accumulation de ce type de situations dans lesquelles tu étais soit en autonomie, soit avec ton papa mais dans des lieux peu adaptés à ton âge qui suscitait beaucoup d’incompréhension et de colère de mon côté. Paul n’avait aucune mauvaise intention, il ne se posait même pas la question, pour lui cela n’avait rien de déconnant. Tu étais un compagnon de route, il t’embarquait comme tel sur les routes de sa vie.

Et je pense que tu appréciais cette vie auprès de ton papa. Cette légèreté à la limite du je-m’en-foutisme teinté d’élan de provocation et d'atypisme dans la relation aux autres. Tu diras cette phrase qui résume parfaitement le propos :

— J'aime bien Paul quand il ne joue pas au père avec moi. J'aime bien quand il danse sous la pluie devant la porte de chez lui sans explication, ça me fait rire. On rigole comme avec un pote. Je ne lui demande rien d'autre et surtout pas de jouer au père avec moi.

Les relations et échanges avec ton papa oscillent entre bonne entente et incompréhension. Mais alors qu'est-ce qui nous a réuni à un moment donné de nos vies ? Je pense que ce sont nos caractères très engagés. J'ai admiré Paul pour le combat qui l'animait et qui rejoignait le mien : ne pas faiblir face à la bêtise et l'ignorance, ne pas cesser d'interroger les inégalités. Bon, l'admiration a assez rapidement laissé place à une prise de conscience de ma part : dans la vie quotidienne, nous n'avions pas du tout la même façon d'appréhender les choses ce qui devenait invivable pour moi. Je ne peux pas annuler qui je suis trop longtemps. Et même si la décision de quitter ton papa fut la mienne dans un premier temps, je pense que Paul s'y est vite retrouvé également.

Cinéma en solo, fêtes avec ton papa, déambulations dans les rues, pleine autonomie, on comprendra l'importance de la chute quand tu rentrais à la maison. L'écart était si grand qu'il suscitait une vive réaction chez toi. Tu ne comprenais plus les règles que nous t'imposions et tu fonctionnais comme un électron libre. Chaque limite posée entraînait une explosion de ta part. Combien de fois tu nous as dit que Paul au moins il te lâchait la grappe (pour être poli). Plus tu grandissais, plus tu imposais tes choix. Si on refusait une sortie, tu fuguais. Il te fallait toujours plus d'autonomie sans que nous puissions y mettre un droit de veto. Tout devenait compliqué, tu ne faisais que monter crescendo.

A treize ans, tu avais des demandes d'un ado de dix-sept ans. Oui, on peut se dire que finalement c'est le lot de l'adolescence mais toi, tu manifestais des comportements un cran au-dessus de la simple crise d'adolescence. Tous les domaines commençaient à être impactés : l'école, les fréquentations, le comportement, les fugues, les mises en danger. Tu n'accrochais plus rien, rien ne tenait. Malgré mes efforts pour te ramener sur des choses concrètes, tu faisais tout voler en éclats à un moment donné.

Alors que tu as treize ans et demi, je décide de récupérer ta garde car ton papa part dans les quatre coins de la France pour ses stages et il te laisse sous la responsabilité de ses colocataires sur des durées de un à trois mois. Je m'aperçois que tu traînes dans les rues le soir parfois jusqu'à minuit passé et tu commences à changer de comportement. Tu prends une attitude plus marquée avec un langage de banlieusard ce qui dénote de tes habitudes. Ton père ne comprend pas ma démarche, il réitère que tu n'es pas seul puisqu'il y a les colocs. La colocation s'aménage sur deux étages avec un rez-de-chaussée. Ton papa et toi logez dans une chambre située au rez-de-chaussée. La porte d'entrée est juste à côté de votre chambre et il n'est pas possible de gérer tes allées et venues car les autres locataires vivent à l'étage. Et visiblement, ils faisaient ce qu'ils pouvaient mais ils parvenaient difficilement à gérer tes entrées et sorties. Pour moi, les colocs n'avaient pas à endosser la responsabilité de la prise en charge d'un adolescent de treize ans. Mes inquiétudes sont reléguées au rang de la matriarche réac. Peu importe, je ne laisse le choix ni à Paul, ni à toi Léo, tu reviens à la maison à la fin du mois de décembre 2018.

Un déménagement de plus pour toi et une incompréhension totale de la situation. Je t'ai arraché à tes copains, ton collège, ta liberté. Tu le vis mal et je le comprends mais qu'est-ce j'aurais dû faire ? Te laisser seul dans une colocation alors que ton papa prévoyait de partir trois mois ? Pour toi, cela était devenu ton quotidien, une normalité. Pour moi, ta maman, c'était inaudible, c'était à l'inverse du rôle et des devoirs d'un parent. Je suis ta maman Léo, tu ne peux pas me demander d'être juste une copine.

Tu vas alors mettre tout en place pour faire échouer ce projet de retour. Dans ton nouveau collège, tu vas t'allier aux gamins en dérive et aux p'tites frappes qui jouent aux gangsters. Tu avais déjà commencé à prendre ce chemin dans ton ancien collège et là, ragaillardi par ton statut de nouveau, tu as toutes les cartes en main pour réellement incarner un personnage puisque beaucoup ne te connaissent pas et certains ne t'ont pas revu depuis l'école primaire. Tu as le choix d'être qui tu veux, sauf toi bien sûr, et tu feras le pire choix : désobéissance, provocation, irrespect, mauvaises fréquentations qui t'amèneront au trafic de stupéfiants, consommations, fugues, mises en danger excessives.

Je me suis beaucoup culpabilisée par la suite assistant à ta dérive et perdant tout contrôle de la situation. Mais avec le recul, je sais maintenant que tu aurais pris le même chemin si tu étais resté chez ton papa car lorsque tu fuguais, tu retournais là-bas et tes fréquentations étaient sur le même profil. Tu avais certainement commencé le trafic là-bas. Tu étais dans un collège réputé difficile et tu y as rencontré des personnes bien plus impressionnantes que celles du collège où j'habitais qui était un collège de campagne. Tu t'es donc vite senti puissant face à ceux qui jouaient aux gangsters alors que tu avais certainement vu de « vrais » gangsters auparavant. Finalement, cette position t'a placé au rang de leader dans ce nouveau collège puis ce sentiment de toute puissance t'a joué des tours et t'en joue encore… Quand on a le feu dans les mains, on inonde les autres de cette chaleur qui finit par les brûler. Et après…eh bien le feu brûle sa propre chair et il nous consume de l'intérieur. Finalement on suffoque et on est bien seul dans cette combustion ravageuse. L'embrasement puis le déclin ne sont pas loin…

3D : DROGUE, DESCOLARISATION, DESCENTE

Tu as commencé par le cannabis, ce petit bout de résine que tu chauffes et qui s'effrite entre tes doigts ; un amas de minuscules particules brunes que tu mélanges aux filaments de tabac ; ta préparation bien répartie trouve son nid dans ta feuille à rouler non blanchie bien sûr, il ne faudrait pas s'intoxiquer ! Feuille que tu enroules géométriquement pour lui donner cette allure conique presque comique par la discrétion de son style. Un petit bouchon filtré à son extrémité, rempart à la propulsion des petites boulettes mal orientées ; tout est prêt pour la fumette musette ! Poussés par les effets psychoactifs, les corps se relâchent, les sourires clownesques s'affichent sur les visages juvéniles, les accolades sociales s'affranchissent, le malaise s'annule. Les jeunes cerveaux en construction sont attaqués insidieusement, le mucus protecteur s'accumule et laisse place au râle, le hash s'installe dans le quotidien comme un allié indispensable du sommeil, de la fête, de la socialisation, du bien-être. Ignorant que chez certaines personnes, il accentue la tristesse, diminue la concentration, limite la prise de décision et enkyste les apprentissages. Plus il est consommé tôt, plus la relation de dépendance s'installe.

On tient le discours que le cannabis est une drogue douce et que l'on peut s'en passer sans problème. Dans les faits, les consommateurs de cannabis ont bien du mal à s'en détacher car ses effets trouvent un intérêt presque légitimé dans le quotidien : selon les moments de la journée, il permet de s'encourager pour commencer la journée, se détendre face au stress, aider à l'endormissement. Il prend une place chronique dans le quotidien car il en définit les contours : si je n'ai pas de cannabis, je vais monter en pression, je ne vais pas pouvoir dormir… L'impact psychologique est énorme et définit de fait, la dépendance.

Le cannabis peut également être un révélateur d'un état préexistant. C'est pourquoi ses conséquences sont très différentes d'un individu à un autre.

— Je ne pourrais jamais me passer du cannabis, c'est mort, j'ai commencé trop tôt.

— Ça te fait quoi ? Pourquoi tu en as tant besoin ?

— J'suis moins triste et ça m'apaise, sinon je serai une boule de nerf.

Consommer suppose achat donc besoin d'argent donc… Vendre pour pouvoir acheter. Bien sûr, il existe d'autres moyens, travailler par exemple mais la vente de stupéfiants semble plus simple pour toi. Ce qui est complètement irrationnel puisque tu vas alors entrer dans un milieu des plus inhumains. « Œil pour œil, dent pour dent », « Ni foi, ni loi », l'objectif premier est de se faire un maximum d'argent en annulant tous les filtres du bien et du mal. Rien n'est bien, rien n'est mal, tout trouve une justification. Tu entres dans le cercle vicieux, la force centrifuge est si intense, tu t'étales contre les parois et tu regardes ta vie défiler, ta joue plaquée contre la vitre des mondes engloutis.

Tu deviens un vendeur de désespérance, un passeur de tristesse en te convainquant que tu aides les autres à aller mieux. Quel autre discours tenir ? Comment dealer tout en gardant une bonne image de soi ? Comment se convaincre que cette activité est pleine de bonnes intentions ? Comment justifier que l'on préfère gagner de l'argent sur les fragilités des autres plutôt que d'aller travailler ? Bah oui, tous ces cons qui travaillent pour 1200 euros par mois ? Le système est con parfois Léo, je te l'accorde, mais le système dans lequel tu tournes est pire que ça, il se rince de la tristesse des gens, tu es au même niveau qu'une société qui payent des travailleurs avec des salaires médiocres et qui se rince sur leur force de travail. Tu vois Léo, il ne s'agit pas de tenir des propos anti-sociétaux et d'être dans des fonctionnements qui s'en rapprochent intimement.

Si tu veux lutter alors fais-le de façon plus avertie. S'oublier soi-même n'est pas une lutte ça ressemble plus à un abandon. Lutter c'est s'inscrire dans une société, en être un acteur, rester en harmonie avec elle, s'impliquer à hauteur de ce que l'on veut et peut. C'est exister pour ce que l'on est et être reconnu comme tel, c'est essayer de vivre pour soi en tolérance des autres, sans s'annuler, sans négliger ses potentialités, sans attendre que les autres y croient pour toi. Vas-y, entre dans la vie Léo, elle a plein de choses à t'offrir, à te prendre, il faut aller les chercher souvent et parfois elles arrivent sans prévenir. Dans tous les cas, il sera nécessaire que tu déploies beaucoup de force et de courage face à la palette de couleurs des paysages que tu traverseras. Nul doute que beaucoup d'entre nous en voit de toutes les couleurs.

De l'âge de treize à dix-sept ans, tu ne me dis rien de tes consommations, des crapules que tu côtoies, des entourloupes, de tes grosses frayeurs certainement, du monde noir dans lequel tu as mis les pieds. Je constate tes excès au travers de tes sautes d'humeur, de tes mensonges, de tes explosions et des insultes inaudibles qui sortent de ta bouche. Tu ne fais plus rien à l'école si ce n'est enchaîner les attitudes de provocation. La CPE m'appelle toutes les semaines, je suis perpétuellement sur le qui-vive et ce n'est que le début de ma rencontre concrète avec les étapes de transformation du sentiment d'inquiétude au stress continu puis à l'angoisse installée.

Je suis cette femme qui se doit d'aller travailler et d'accompagner des enfants et des parents en souffrance dans le cadre de mes missions professionnelles, je suis cette maman de trois enfants qui doit un peu plus être présente pour l'un d'eux sans mettre de côté les deux autres, je suis cette femme qui doit rester attentive à son compagnon et préserver son couple, je suis cette femme qui aime la danse, le sport mais qui doit faire des choix, je suis cette femme qui s'est occupée de sa mère dépressive de l'âge de huit ans jusqu'à son décès alors que j'avais trente ans, je suis cette femme isolée qui ne peut compter sur l'aide d'une famille si ce n'est celle que j'ai construite, je suis cette enfant devenue femme que l'on a toujours décrite comme forte et responsable, je suis cette femme qui ne doit pas décevoir et rester fidèle à sa réputation. Je fais face à tous les problèmes, toutes les merdes, je n'ai pas peur. J'ai ramassé maintes fois ma maman par terre inanimée par la prise excessive d'antidépresseurs prozacritiques, j'ai chaque jour vécu avec elle sa tristesse, sa souffrance et je me suis jurée d'être heureuse, de ne jamais me laisser abattre par quoi que ce soit. Je sais ce que c'est que d'avoir faim, de ne pas avoir d'argent, d'être seule, de ne pas avoir de famille, de compter sur soi pour aller mieux et aider sa maman à aller mieux. Les problèmes des autres m'ont souvent parue insignifiants au vu de ce que je vivais mais je les écoutais et j'essayais de les soutenir comme je pouvais. Quand je prenais le bus et que je m'asseyais sur un fauteuil à deux places, presque systématiquement, celui qui prenait place à côté de moi était un malheureux de la vie. Je n'allais pas à leur rencontre, c'est eux qui venaient à moi et ça m'emmerdait beaucoup. Moi je ne voulais pas que l'on vienne dans ma bulle, je voulais me faire la plus discrète possible, je voulais qu'on me laisse tranquille et surtout pas que l'on vienne me parler. J'ai toujours beaucoup écouté les autres, ça me permettait de ne rien dire de moi. Je me suis toujours occupée des autres, ça me permettait de ne pas m'attarder sur moi, de ne pas m'occuper de moi, de mes émotions. Je suis de nature optimiste, le pessimisme de certaines personnes m'atteint comme une injure. A quoi ça sert la vision pessimiste ? De toute façon, ça n'empêche rien alors soyons optimiste, on n'y perd rien ! Juste un peu de désillusion peut-être mais le pessimisme c'est la désillusion continue, sans fin.

Je suis devenue cette maman, prête à tout pour sortir son fils du cycle infernal dans lequel il s'est engouffré, j'ai réellement compris à ce moment-là ce que c'était d'être maman, les forces inexploitées qu'une mère peut déployer quand les situations l'imposent. Le primitif qui revient à elle n'est pas le siège de la raison, peu importe qu'elle soit comprise ou non, elle fait face à ce qui relie l'humain et l'animal, l'instinct « relié à cette partie du cerveau considérée comme l'une des plus résistantes aux différents traumatismes et assure uniquement les comportements primitifs. Il provoque les réactions issues de l'instinct de conservation en cas de danger, comme la contre-attaque ou encore la fuite. » L'instinct maternel, grande question, grands débats… « On ne naît pas mère, on le devient ». Oui je suis parfaitement en accord avec ça et cela n'est pas en opposition avec la question de l'instinct. L'instinct n'est pas résumé par de bonnes ou de mauvaises actions, il est. Il n'est pas forcément une juste réponse à un stimulus, il est une réponse. Il n'agit pas en lien avec la raison, il agit.

Treize, quatorze, quinze, seize, dix-sept ans…Les années passent, je garde l'espoir que la situation va s'arranger, que ce n'est qu'une passade d'adolescent, que la happy end est proche comme tous les témoignages que l'on entend d'adolescents qui renaissent de leurs cendres. Tu es encore jeune mais pour moi ça fait déjà trop longtemps que ça dure. Je suffoque, j'ai du mal à accepter que tu n'en sois pas là, que mes efforts acharnés fassent flop, que ma temporalité ne soit pas la tienne.

Je ne sais pas à quel âge tu as pris tes premières drogues dites dures. De ma vision des choses, elles se sont installées de façon régulière après ton émancipation et ton départ concret pour aller vivre à Rennes. Tu as alors commencé à changer petit à petit le profil de tes fréquentations. Les kaïra de banlieue ont laissé place aux jeunes teufeurs, et à choisir j'ai préféré la deuxième option. Ton look jogging basket est passé au treillis, locks.

Tu t'es mis à enchaîner les week-ends en teuf, c'est presque devenu une obsession. Les tazs et autres cachets colorés sont gobés comme un enfant mange des bonbons. Le candy shop en plein air t'ouvre grands ses portes des sweet dreams, au rythme des pulsations de la musique électronique : trance, hardcore, house, new beat…Les teufs sont des rassemblements de joie, de révolte, d'harmonie collective, de danse, de lâcher prise. Dommage qu'elles soient également le QG des dealers sans scrupules.

Tes prises du vendredi au dimanche s'étendent petit à petit jusqu'au lundi puis mardi. Pire encore, dans tes expérimentations sans limites, tu te mets à mélanger les substances :ecstasy+cocaïne+kétamine+lsd+alcool.
Toujours plus, la recherche nostalgique des premiers effets, l'augmentation des doses car ton corps s'habitue et ton cerveau réclame son dû. Tu goûtes à tout, ton expertise atteste de l'authenticité de ton estimation, tu valides mais la mise en œuvre coûte chère et tu entres dans une autre phase, celle du harcèlement pour obtenir de l'argent. Je suis aux premières loges de tes réclamations qui deviennent des exigences. Tu utilises toutes les cordes de ton arc pour faire flancher ton interlocuteur : la culpabilisation, la colère, les injonctions, la douceur, la remise en question de tes comportements, les excuses se mêlent aux incriminations, les mots charmants aux insultes. Peu importe l'interlocuteur, finalement nous sommes tous réduits à la même condition. Tu me balances des atrocités que j'ai appris à dévier heureusement en me convainquant que ce n'était pas toujours toi qui parlais et que j'étais peut-être la personne la plus à même à recevoir ta colère sans remettre en question l'amour que je te porte. J'ai rejeté certains de tes reproches et j'en ai entendu beaucoup. Comme je l'ai énoncé plus haut,

être parent est le statut le plus culpabilisant que je connaisse. Il ne se passe pas un jour sans que je me demande si je fais bien ou pas, si j'avais fait autrement peut-être que tu n'en serais pas là aujourd'hui, si je suis trop exigeante, si j'étais plus détachée, si je t'ai eu trop jeune, si je suis une bonne mère, si je suis un monstre, si…si…si…

Je m'en bouffe le cerveau, je n'en dors plus la nuit, je suis réveillée par des cauchemars mortifères, je lutte pour reprendre vie auprès de tes frères et ne rien laisser paraître, c'est absurde, bien sûr qu'ils voient et qu'ils ressentent le magma qui grouille au fond de moi. Je me livre par bribes aux autres, je ne dis jamais tout, comment pourraient-ils comprendre ? Je n'ai pas besoin de leur aide, ni de leur jugement. Et pourtant…dans ces problématiques très intimes et violentes, l'extérieur est très important mais ça il m'a fallu un peu de temps pour l'accepter. Et cela fait partie du processus : on prend le problème à bras le corps, dans un tête à tête avec son enfant en souffrance, on se culpabilise, on se renferme sur soi, on s'enlise dans les mouvements qu'imposent la dépendance : on monte et on descend au grès des effets des consommations. Et ce qui-vive, tout le temps, qui ne me lâche plus. C'est mentalement épuisant. J'ai l'impression de vivre la même chose que toi en parallèle, je prends la mesure de l'impact collatéral de la souffrance d'un être sur un autre, du fonctionnement inconscient en miroir de l'un avec l'autre et donc de la nécessité que l'un face un pas de côté pour avoir une vision plus claire de la situation. J'ai décidé d'écrire ce livre, c'était mon pas de côté, ma prise de recul, mon extraction des sables mouvants, mon acceptation de l'extérieur par le partage de notre histoire.

Je ne suis pas encore parvenue à te libérer de tes démons et peut-être que cet objectif ne doit plus seulement être le mien. Je dois abandonner l'idée que penser les choses pour toi suffit à les résoudre. Il n'en est rien. Difficile d'ajuster mes interventions auprès de toi mais à en faire trop, je ne te laisse plus la place pour que tu inscrives tes propres actions voire j'alimente le problème sans le vouloir.

Je pense que tu sais que je suis là, que tu sais que je peux déplacer des montagnes s'il le faut, que tu sais que je ne lâche jamais rien et que je peux avoir de la force pour deux, que je peux mettre en place des réponses concrètes, prendre des rendez-vous, t'accompagner à chacun d'entre eux, faire le lien entre les différents interlocuteurs et raccrocher les wagons quand tu les fais tous dérailler. Tu sais que je suis là malgré ton discours parfois très cinglant à mon égard. Je ne t'en veux pas, je ne le mérite pas car je ne suis pas masochiste mais je sais que cela ne te détermine pas et ne me détermine pas non plus. Tu es le petit garçon calme, intelligent, observateur, empathique, sociable que j'ai vu grandir. Tu es toutes ces qualités Léo, elles t'appartiennent et elles sont en toi. Qu'est-ce qui t'empêche d'être ? Je ne sais pas, je n'ai pas la réponse et heureusement qu'il n'y en a pas, elle figerait les choses. Rien n'est figé, tout est mouvement, toute la vie on bouge, on apprend à être, on tente d'exister au milieu de tous, il suffit de se dire que finalement les autres vivent leurs tourments et chacun se dépatouille avec ça.

LOIN DE VOUS

Depuis l'âge de quatorze ans, tu enchaînes les fugues et tu ne cesses de revendiquer ton autonomie. En fait, tu nous dis clairement que tu ne veux ni vivre chez moi, ni chez ton père et tu trouves des lieux de vie, notamment chez des copains et chez la maman d'une de tes petites copines. Au début, je ne savais rien de tout ça car je ne savais pas où tu étais quand tu fuguais. Systématiquement, je déclarais tes fugues au service de police et de gendarmerie. Tu as commencé par de petites escapades, la première consistait à te cacher à 200 mètres de la maison et à attendre que l'inquiétude nous envahisse suffisamment pour donner un sens à ta présence par le désarroi que suscitait ton absence.

Puis, tu partais deux, trois jours juste le temps nécessaire pour aller faire la fête chez des copains plus âgés. Et un jour, tu n'es pas revenu. Deux, trois, quatre, cinq, six jours…je ne vis plus, je suis un robot qui va au travail tout en appelant les gendarmes pour demander avec acharnement une géolocalisation de ton portable. Au bout de six jours, tu m'appelles ! Quel soulagement ! Je ravale ma colère pour ne pas te braquer et te garder au bout du fil. Tu ne me dis rien de l'endroit où tu te trouves, tu me rassures juste sur le fait que tu vas bien et tu termineras par : « Laissez-moi, je ne veux pas rentrer ».

Je négocie avec toi, je n'ai pas d'autres choix, et je te demande de m'appeler tous les deux jours pour avoir des nouvelles. En parallèle, je continue également d'exiger la géolocalisation de ton portable mais cerise sur le gâteau, comme je t'ai eu au téléphone, ta fugue n'a plus de caractère inquiétant !! Franchement, comment ne pas péter une durite ??!!

Par chance, un des ex-colocataires de ton père l'informe qu'il t'a vu à Rennes. Je me mets alors en lien avec le commissariat de Rennes et je m'entretiens avec un policier qui accepte de mettre en place la géolocalisation, enfin ! Tu seras géolocalisé dans une commune limitrophe de Rennes.

Je n'en dirais pas plus sur cet épisode car je pense que tu n'apprécierais pas que j'en détaille les événements, je vais donc respecter cela et m'arrêter sur le fait que nous t'avons retrouvé.

Après cet épisode, tu es parti dans le sud de la France avec ton père puis tu es revenu chez moi, puis tu es reparti chez ton père qui lui-même avait redéménagé, sans cesse dans ce va et vient qui t'éloignait chaque fois un peu plus de nous et qui venait accentuer une souffrance déjà installée en toi.

Ton émancipation a été discutée au bout de ce périple où ton père et moi ne trouvions plus de solutions face à ton souhait d'accéder à une pleine autonomie. Bien que je ne fusse pas en accord avec cette décision prise par ton père et toi, j'admets qu'elle aura au moins permis de poser un cadre plus rassurant en venant, de fait, annuler tout projet de fugues et de mise en danger liée au parcours de la fugue.

Tu voulais vivre à Rennes, tu as donc été hébergé dans un premier temps puis je t'ai trouvé un studio dans le centre afin que tu puisses te déplacer aisément pour tes démarches professionnelles.

Tu as intégré l'accompagnement « garantie jeune », non sans mal, dans l'objectif de trouver une formation ou un emploi. Je remercie les deux professionnels qui ont su écouter et comprendre tes fragilités pour te proposer un accompagnement adapté.

Trois mois après tes débuts à Rennes, tu m'appelles. Ce coup de téléphone va engendrer ma propre descente, mon arrêt maladie, mes allers et retours incessants entre Tours et Rennes, mon investissement entier auprès de toi puis l'écriture de ce livre. Une année de chamboulements, de tourments, de découragements, de conquêtes, d'angoisses, de peurs, de pleurs, de cris, d'insomnies, d'introspection, d'analyse, de remise en question, tu m'as emporté dans ta roue, nous avons dévalé la pente sous les cailloux anguleux, nous sommes restés collés l'un à l'autre pour ne pas être éjectés, la chute est longue, je n'en vois pas…

Tu voulais être loin de nous, loin de moi, nous n'avons jamais été aussi proches…

SDFGYHJJGUIEYTZETGLHKJlkIGFFB !!?;:

Tu es arrivé à Rennes à l'été 2021. Tu as été hébergé chez la mère de ton meilleur ami qui t'a accueilli à bras ouverts et qui te permettait de t'installer chez elle jusqu'à ce que tu commences une formation pour ensuite accéder à un appartement.

Tu formulais clairement le projet d'intégrer le CFA pour la rentrée de septembre. J'ai commencé à avoir des doutes sur la concrétisation de ton projet au vu de ton comportement plus ancré dans la fête que dans la mise en place de démarches effectives.

A la fin du mois d'août, j'ai décidé d'appeler la mission locale pour en avoir le cœur net.

— Bonjour, je suis la mère d'un jeune qui doit être inscrit chez vous. Je voulais savoir s'il avait rencontré un conseiller pour son projet ?

— Oui, vous pouvez me donner son nom svp ? Merci. Je regarde ne quittez pas.

Je n'ai pas de jeune à ce nom, Madame.

— Ah bon ?

— Non, mais peut-être qu'il n'est pas dans notre établissement, il y a des antennes alors il est possible qu'il soit allé dans l'une d'entre elles, mais ça je ne peux pas le voir, il faut que vous appeliez mes collègues. Je vous donne les numéros.

— D'accord, merci Madame.

Bon, je ne le sens pas du tout, je passe du doute à l'inquiétude…

J'appelle les différentes antennes, toujours la même réponse « non, je n'ai pas ce nom dans les registres ». Je contacte donc les différents CFA au cas où tu te serais inscrit directement auprès d'eux. Non, bien sûr que non, non seulement tu n'es pas inscrit mais les deux CFA sont complets avec liste d'attente. Les secrétaires me disent qu'il y a peu d'espoir que la situation change pour cette année scolaire…

— Allô Léo ?

— Oui, ça va ?

— Moi ça va et toi ?

— Ouais, ça va.

— Parfait. J'ai pris l'initiative d'appeler les missions locales et les CFA et je me rends compte que mise à part faire la fête, tu n'as pas fait grand-chose.

— Si, si je vais y aller t'inquiète, j'ai encore le temps.

— Pas vraiment non, pourquoi tu me dis que tu fais les choses alors que tu ne les fais pas ? Je t'ai demandé à plusieurs reprises si tu avais besoin d'aide et tu m'as dit que tu gérais. En fait, tu ne gères rien du tout. Est-ce que tu sais que les CFA sont complets et qu'ils ne prennent pas de nouveaux apprentis ?

— Ah bon ?

— Oui Léo. C'est quoi le projet maintenant ?

— C'est pas grave, je peux travailler, il cherche du monde partout. Et tant pis le CFA ça sera pour l'année prochaine.

Oui…je te connais un peu…Tu as réponse à tout mais on reste toujours au niveau du discours. Bon, je ne veux pas anticiper sur une issue négative donc je n'insinue rien et je te propose juste de t'aider dans tes démarches.

Nous nous mettons d'accord sur le fait que je te laisse chercher un peu et je reste disponible pour gérer le côté administratif et te conseiller dans tes choix.

Lundi 20 septembre 2021, il est 10h, je suis au travail avec une de mes collègues et ma responsable de service, mon téléphone sonne :

— Oui, Léo ?

— Maman, j'en ai marre (tu pleures)

— Qu'est-ce qu'il se passe ?

— J'sais pas, j'suis nul, j'en ai marre

— T'es où là ?

— J'suis assis par terre

— Où ?

— A la gare

— Quelle gare ?

— A Rennes

— Il s'est passé quelque chose ?

— J'sais pas, j'en ai marre (tu pleures)

— Léo, je vais venir mais j'ai trois heures de route. Quand j'arrive, je t'appelle alors garde bien ton téléphone près de toi, ok ?

— Ouais…

Je suis comme sortie de mon corps, je sais ce que j'ai à faire mais je suis en mode robot. Ma responsable de service me conseille d'appeler le SAMU de Rennes afin qu'il te prenne en charge jusqu'à mon arrivée.

J'appelle le 15. On me dirige vers le médecin régulateur. Il me demande ton numéro de téléphone et me rappelle pour me tenir au courant.

Je suis sur la route, le médecin me rappelle :

— Oui, rebonjour Madame. Je viens d'avoir votre fils au téléphone et pour nous il n'y a pas lieu d'intervenir, il a un discours cohérent, il a répondu à mes questions. Vous allez à sa rencontre là ?

— J'ai trois heures de route. Je connais bien mon fils, et je peux vous dire qu'il ne va pas bien. Oui il a discours cohérent, ça ne veut pas dire qu'il n'a pas besoin d'aide ??!!

— Oui je comprends Madame mais pour nous il n'y a pas d'éléments médicaux justifiant notre intervention. Je vous conseille, en revanche, d'aller à SOS médecin quand vous serez avec lui.

— Mais c'est incroyable ! Je m'effondre. Il n'est pas bien, vous ne pouvez pas le laisser comme ça ! Je suis loin !

— S'il vous rappelle, recontactez-moi et on verra.

Je raccroche, dépitée. Ce sera le début d'une longue et épuisante bataille pour que les différents interlocuteurs auxquels je vais avoir à faire durant ces neuf mois, entendent ta détresse et la mienne. Finalement, on s'est souvent débrouillés seuls. La souffrance « invisible » n'est pas reconnue. Il aurait fallu que tu te fasses du mal, que tu fasses du mal à quelqu'un ou que tu bouleverses l'ordre public pour être pris en charge. Juste souffrir ne suffit pas, montre-le bordel !!! On ne te croit pas !!! Tu n'es pas prioritaire !!! Il n'y a pas de place dans les établissements pour ta souffrance limite perceptible !!! Vis avec, on te récupérera quand ton état le justifiera !!!

J'arrive à Rennes, tu me donnes rendez-vous dans une petite commune en périphérie. Tu es un peu redescendu mais tu sembles préoccupé. Ton regard se fixe par moment entre un air pensif et perdu. Je ne sais pas comment t'accrocher, tu refuses toutes mes propositions d'aide. Tu me dis que tu ne peux pas venir avec moi car tu as des choses à faire. Comme tu es sous stupéfiants, je n'ai pas besoin de batailler pour que tu me livres sans filtres tes consommations et le pied que tu commences à mettre dans l'engrenage consommation-besoin-trafic.

Je reste sans voix quand tu me décris les produits que tu as pris et les quantités que tu as ingurgité. Tu tiens encore sur tes deux jambes, je ne sais pas par quel miracle.

Après mes tentatives de négociation vaines pour t'emmener voir un médecin, tu me dis que tu dois partir et que l'on se voit le lendemain. Tu sors de la voiture, je te regarde t'éloigner avec ta démarche rapide, je suis impuissante. Mon ventre se tord, j'ai envie de vomir, les larmes coulent mais je ne pleure pas, c'est comme une fuite de l'âme, un liquide qui sort de mes yeux dans un flux continu, sans suffocation, je quitte mon corps un moment, je ne veux pas être là, je ne veux pas avoir vécu cette scène, je ne peux pas accepter mon impuissance. Tu as tourné au bout de la rue, je ne te vois plus, as-tu disparu ? Vais-je te revoir demain ? Quel est ce monde qui t'emporte et qui semble bien plus puissant que l'amour d'une maman ?

Je mets mes deux mains sur le volant de ma voiture comme pour me reconnecter et je me promets à haute voix de ne pas te lâcher, d'être plus forte que la petite armée des psychédéliques stupéfactices, je vais les pulvériser un à un les cachetons de la milice du rainbow, ma lucidité et mon acharnement seront les principaux alliés de mes peurs, mon amour pour toi sera le rempart à tes débordements. Je suis là Léo, je suis bien là.

Tu veux rester à Rennes, rien ne te fait changer d'avis. Je décide donc de venir sur Rennes au moins toutes les semaines, parfois deux fois par semaine. A chaque fois, je trouve que ton état se dégrade : tu maigris, tu n'es pas toi-même. Je te trouve speed, tu me parles sans retenue de tes consommations avec une satisfaction déconcertante. Je t'écoute et j'essaye de ramener un peu de réalité dans ton euphorie. Je vois bien que ce que je dis n'a pas d'impact, tu n'es pas du tout dans une prise de conscience, tu n'as aucun recul sur ta situation. L'élan de la fête et de la défonce prend le pas sur tout le reste, je ne peux pas faire grand-chose si ce n'est être là, t'écouter, t'engueuler, te confronter, faire contre poids sur la balance de la dérive. J'ai quelques connaissances et expériences sur les effets de la drogue et des toxiques en général ce qui me permet d'être légitime dans mon discours pour désidéaliser l'effet « positif » que tu décris de tes consommations.

Je n'ai jamais pris de drogues mais j'ai été entouré de copains qui en prenaient. J'ai assisté à leur montée puis à leur descente. J'ai connu une personne qui a atterri en psychiatrie et qui continue à alterner la vie à l'extérieur et la vie entre les quatre murs de l'HP. J'ai constaté à quel point la drogue est destructrice, à quel point elle peut envahir toutes les sphères du quotidien, à quel point elle entre dans la tête du consommateur et devient un élément essentiel de sa vie.

Je me suis toujours dit qu'en fait, c'était comme porter un poids en continu. Cette dépendance que beaucoup refusent de nommer, est pourtant bel et bien un fil rouge dans leur vie. Je ne juge personne, encore une fois chacun fait ce qu'il peut pour tenter de vivre le plus en paix possible.

Mardi 12 octobre 2021, mon téléphone sonne, numéro masqué :

— Allô ?

— Oui bonjour, Madame...

— Oui…

— M…du commissariat de …Nous avons votre fils en garde à vue depuis hier soir 20h45, il me dit qu'il est émancipé mais je doute…

— Oui il est émancipé mais qu'est-ce qu'il a fait ?

— Ah il est bien émancipé, bon il ne veut pas vraiment que je vous dise la raison de sa garde à vue…

— Trafic, c'est ça ? Il a été interpellé pour trafic de stupéfiants ?

— Euh…oui…c'est bien ça

— Vous voyez, je sais, alors vous pouvez me dire, j'ai besoin de savoir svp.

Le policier ne me nommera pas toutes les drogues que tu as vendues, il a respecté ton souhait. Et je n'ai pas insisté, j'ai compris à l'écoute de ses hésitations et de ses raclements de gorge…

Tu seras libéré le soir même. Ton dossier sera transféré aux services de la PJJ[2] qui ont pour missions de proposer

---

[2] Protection Judiciaire de la Jeunesse, la PJJ intervient auprès des mineurs en conflit avec la loi ou en danger. Des éducateurs les accompagnent autour des problématiques familiales et de la réinsertion sociale.

aux jeunes des alternatives au passage devant le Juge. Dans le cadre d'une réparation pénale, tu devras te rendre à quatre rendez-vous avec un intervenant socio-judiciaire. Ces entretiens permettent de faire prendre conscience au jeune de la gravité de son délit et de l'accompagner individuellement pour mettre du sens sur le passage à l'acte et ainsi limiter la récidive.

Je t'accompagne pour le premier rendez-vous. Les échanges avec l'intervenante sont intéressants mais tu sembles prendre les choses à la légère. Elle te décrit le contenu des rendez-vous : échanges, aller à une consultation de jeune consommateur…

Tu ne te présenteras pas au deuxième rendez-vous. Je me mets en lien avec l'intervenante pour qu'elle te propose un autre rendez-vous. Elle t'a contacté à plusieurs reprises en te laissant le choix du jour et de l'horaire afin de faciliter ta venue. Tu t'engageais à venir mais tu n'es jamais venu. Ton dossier a été transféré au Procureur pour une audience devant le Juge des Enfants.

En parallèle de ces évènements, je fais tout pour stabiliser ta situation et je prends contact avec un conseiller mission locale. Je tombe sur une belle personne qui me propose un rendez-vous trois jours plus tard, à 9h30. Je te fais part de ce rendez-vous et te demande si tu veux que je t'accompagne. Tu ne veux pas, tu veux y aller seul. Je raccroche avec une boule au ventre, est-ce que tu vas y aller ?

C'est le premier rendez-vous où je ne t'accompagne pas et à ma grande surprise, tu vas y aller et avec de l'avance en plus.

Tu m'appelles avant et après le rendez-vous. Je sens tout de suite que tu as eu un bon feeling avec le conseiller. Une accroche se fait et tu ne rateras aucun rendez-vous. Il fait de ta situation sa priorité et monte un dossier pour que tu puisses bénéficier de l'accompagnement « garantie jeune ».

Malheureusement, tu dois changer de conseiller car lui ne fait pas partie du dispositif et il ne gère donc pas ce type de dossier. Alors que tu commençais à tisser un lien, les compteurs sont remis à zéro.

Ni une, ni deux, tu envoies tout valdinguer le lendemain de notre visite d'un studio pour toi. Je commençais à voir une lueur d'espoir et tout s'effondre à nouveau.

Pour avoir ce studio, il ne manquait qu'un document : ton contrat d'accompagnement.

Tu ne te présentes pas au premier rdv avec ta nouvelle conseillère. Tu m'appelles alors que tu es devant l'entrée et tu me dis que tu laisses tout tomber. J'essaye de te rassurer et de te convaincre de passer cette porte mais rien à faire, tu es braqué.

Bien sûr, qu'est-ce que je fais ? J'appelle ton ancien conseiller pour lui expliquer la situation. Je lui explique notamment ta difficulté à te confronter à un collectif (car la garantie jeune est un accompagnement avec des temps collectifs formés d'une dizaine de jeunes). Il me rassure et me dit qu'il va se mettre en lien avec sa collègue afin de trouver une solution.

La solution est trouvée. Tu ne te présenteras pas tout de suite mais grâce à la patience et la compréhension de ces deux conseillers, je t'ai accompagné à un ultime rendez-vous posé et tu as enfin débuté l'accompagnement.

De fin décembre à la mi-janvier, tu connais un passage à la rue car tu es parti de chez la famille qui t'hébergeait. Au début du mois de janvier, j'apprends au cours d'un de nos échanges que tu as dormi dans une laverie. Tu me le racontes, englobé dans une anecdote où tu m'expliques avoir rencontré deux jeunes qui avaient fugué de leur établissement de psychiatrie. Ils s'étaient réfugiés dans la laverie dans laquelle tu dormais…

Il est difficile d'expliquer avec des mots ce qui s'est passé en moi quand j'ai entendu ça. Mon corps s'est comme recroquevillé de l'intérieur, tout s'est contracté en moi. Mon enfant dort dehors ? Comment en est-on arrivé là ? C'est impossible ! Non !

Je redouble d'effort pour te trouver un logement malgré le scepticisme ambiant :

— Tu crois qu'il va pouvoir gérer un logement ?

— Tu ne crains pas que ça devienne un squatte ?

— Je ne veux pas me porter garant, je n'ai absolument pas confiance

— J'sais pas si c'est une bonne idée…

Oui, j'entends tous vos doutes mais moi je suis une maman, je ne fonctionne pas par raison, je vis dans ma chair la condition de mon enfant. S'il dort dehors, je ne dors plus, mes nuits sont angoisses et agonie. Je suffoque de l'imaginer errant dans la nuit noire et s'exposant aux possibles agressions des zombies sans âme.

Je me sens si seule, je prends mes décisions et je les impose à tous, je fais ce que mon corps me dicte et il est complètement détaché de ma tête. Vos efforts pour me protéger sont vains, je dois protéger mon fils quitte à m'enliser dans ses problématiques.

A la mi-janvier, tu entrais dans ton studio. J'étais presque plus contente que toi ! Je suis allée dans les magasins pour inonder mes sacs de nourriture afin de remplir tes vides gargantuesques, de petits gadgets pour personnaliser ton chez toi, d'une cafetière à dosette pour te réconforter le matin, de produits d'hygiène pour que tu prennes soin de tes si beaux cheveux et de ton si beau visage, d'un tapis de bain pour que tes pieds trouvent appui après le ruissellement de la douche, de produits de ménage pour chasser la crasse de ton univers…

J'ai pensé à tout, j'ai pensé à tout, j'ai pensé à tout…pour que tu sois bien, que tu te poses, que tu te sentes en sécurité, que tu puisses regarder des films, inviter tes amis à manger, contempler l'horizon du haut de ton troisième et dernier étage, chercher d'autres formes d'inspirations…

Vendredi 21 janvier 2022, une semaine après ton emménagement, il est 7h, j'allume mon portable :

« Bonjour Madame, je suis Mme…la propriétaire du logement de votre fils. Je vous contacte car j'ai eu plusieurs mails du syndic qui se plaint du bruit venant de l'appartement de votre fils. Je ne signerai pas les papiers pour la CAF, je vous demande un déménagement avant la fin du mois. Merci. »

Mon cœur bat la chamade, mes mains tremblent, je reste fixée sur le message, les yeux dans le flou. J'ai envie de pleurer mais rien ne vient, je suis bloquée, sidérée. Mon petit garçon m'interpelle pour l'aider à faire ses tartines, je l'envoie bouler et je pense que le mot est faible, le silence envahit la maison.

Je pose mes mains à plat sur la table, tête baissée, je me supplie de reprendre mes esprits. Je prends une grande inspiration par le nez et j'expulse la boule d'air coincée dans ma gorge par ma bouche entrouverte. Je me lance dans un monologue à voix chuchotée « ça va aller, respire, relativise, il y a pire que ça, tu vas faire face, ne te laisse pas envahir par l'angoisse, tu es forte, allez ! »

Je relève ma tête, je la tourne vers mon petit garçon qui me regarde du coin de l'œil, il sait ce que je vis, il ne m'en veut pas, je le vois.

— Excuse-moi mon coco, j'ai eu une mauvaise nouvelle et je suis très en colère mais toi tu n'y es pour rien.

— C'est Léo ?

— Oui, Léo va bien mais il fait la fête dans son appartement et les voisins ne supportent plus le bruit qu'il fait. Alors c'est compliqué, il va peut-être devoir déménager.

— Il ne fait que des bêtises Léo, maman

— Oui il fait beaucoup de bêtises comme beaucoup de jeunes de son âge. Il y a un dicton qui dit « il faut que jeunesse se passe »

— C'est quoi un dicton ?

— C'est une phrase que beaucoup de gens disent pour résumer une situation

— J'ai pas bien compris ?

— Oui c'est pas facile à comprendre (je ris). On est jeune, on fait des bêtises, et on grandit et on se rend compte que ce n'était pas bien alors on arrête de faire des bêtises. (bon, vision un peu simpliste mais tu sembles avoir compris).

— Ahhh…

Je rappelle la proprio. Encore une fois, je plaide ta cause telle une avocate devant une cour. Après un long échange, la propriétaire me dit qu'elle va réfléchir.

Mercredi 26 janvier 2022, j'envoie un mail à la propriétaire :

« Bonjour Mme…,

Je reviens vers vous afin de savoir si mon fils a revu son comportement et également savoir dans quel état d'esprit vous êtes à ce jour.

J'ai eu une longue discussion avec Léo et il semble avoir pris conscience des possibles répercussions que ses actes peuvent entraîner.

Sans prendre sa défense (car je réitère, s'il fait n'importe quoi, je ne le soutiendrai pas), je pense qu'il a été dans l'euphorie d'avoir son chez lui, c'est pour lui quelque chose de nouveau.

Ce n'est pas un mauvais garçon, il est en construction et il souhaite trouver sa voie professionnelle, il est accompagné pour ça.

J'ai très peur qu'il se retrouve sans logement même si bien sûr je ferai tout pour le reloger. Mais pour lui, ce serait

un lourd échec et un retour à une situation où il doit sans cesse chercher quelqu'un pour l'héberger.

Je suis disponible si vous souhaitez en échanger au téléphone.

Bonne journée à vous, j'attends votre retour. »

Quatre mois de sursis, pas si mal pour une avocate débutante. J'ironise, que faire d'autre franchement ? Tu continues ton bordel, tu laisses ton appartement à des potes quand tu n'es pas là. Ils font le bordel. Bref, un gros bordel.

Ton père et moi te déménageons le 14 mai 2022 et je reviens faire le ménage le 22 mai. Fin.

Toujours en juxtaposition de faits divers et variés, le lundi 28 février, tu m'appelles :

— Allô, ça va ?

— Oui et toi Léo ?

— Euh… comment je fais pour laisser mon appart ?

— Qu'est-ce que tu essayes de me dire Léo ? Pourquoi tu veux quitter ton appart, là, comme ça, d'un seul coup ?

— Euh…non mais en fait, j'en ai plus besoin…

— Et tu peux me dire où tu vas loger si tu n'as plus d'appart ?

— T'inquiète, j'ai des amis qui vont m'héberger.

— Alors, je réitère ma question, pourquoi tu veux quitter ton appart ?

— Bah…j'en ai marre, de toute façon, j'aurai jamais de taf, à quoi ça sert d'avoir un appart ? Et j'suis pas fait pour avoir une vie rangée, j'm'en fous, tout le monde me tourne le dos même mes meilleurs amis, j'suis une merde. Tu t'rends compte, mes groupes d'amis se portent mieux sans moi, tout le monde va mieux quand je sors dans leur vie (tu pleures). J'ai plus rien, il me faut de la kéta, j'dors pas, j'ai des sueurs toute la nuit, j'en ai marre.

— Tu veux quitter ton appart, pour pouvoir revendre ce qu'il y a à l'intérieur et te payer des produits ?

— Ouais, j'veux vendre ma télé et tout le reste.

— Tu penses que tu es en manque Léo ?

— Bah oui, clairement.

— Tu m'autorises à appeler l'infirmière du CSAPA[3] pour savoir ce qu'on pourrait faire ?

— Oui, oui, dis-leur de me donner du Xanax.

— Léo, arrête.

— De toute façon, j'm'en fous de mourir, j'm'en fous complètement. J'peux pas me passer des drogues, j'aime ça, j'en prendrai jusqu'à mourir.

— Léo, je vais appeler l'infirmière. Ce que tu me dis m'inquiète beaucoup. Tu ne peux pas rester dans ce cercle vicieux, les drogues vont te prendre tout ce que tu as, elles sont déjà en train de le faire. Tu ne t'en sortiras pas seul, tu as besoin d'aide. Il faudrait que tu fasses une pause en étant hospitalisé par exemple, mais dans un premier temps, il faut que tu rencontres un médecin psychiatre pour faire le point. Ton corps ne va pas tenir éternellement comme ça Léo, tu serais même prêt à dormir dehors pour te payer quoi ? Ta dose pendant 3 jours ?!! Tu te rends compte Léo, où tu en es arrivé ? Quitter ton appartement pour avoir un peu d'argent pour te payer ta dose ! C'est pas possible, ne reste pas là-dedans !

Une heure plus tard :

— Léo, je viens d'avoir l'infirmière du CSAPA, elle nous conseille également d'aller aux urgences pour que tu puisses parler avec un psychiatre.

— Non mais c'est bon j'viens d'avoir un pote, il m'emmène de la kéta là.

— Léo ! S'il-te-plaît, écoute-moi.

Tu raccroches. Puis tu ne réponds plus à mes appels. Tu m'écris : « *j'peux pas te répondre là.* »

— Allô, Paul, c'est moi. J'viens d'avoir Léo au téléphone. Ces propos étaient inquiétants, je veux qu'il voie

---

[3] Centre de Soins, d'Accompagnement et de Prévention en Addictologie

un médecin psychiatre, je vais à Rennes demain matin et je veux que tu viennes avec moi, je ne porterai pas ça toute seule une fois de plus.

— Ah non, mais attends là, j'ai plein de choses à faire moi, j'vais pas faire dix heures de route !! J'ai des élèves moi, non, non, je ne viendrai pas.

— Je te préviens Paul, j'en ai ras le bol, de tes p'tits intérêts, de ton égocentrisme mal placé, c'est pas possible de fonctionner comme ça !!!!! Quand je t'appellerai pour te dire qu'il est arrivé quelque chose de grave à ton fils, j'espère que tes nuits deviendront insupportables et n'oublie pas que tu es son père et que tu as des responsabilités, tu entends DES RESPONSABILITES !!!!!! Tu n'as pas le choix, j'en peux plus de porter tout toute seule, je t'ai demandé une seule fois ton aide et avec aujourd'hui ça fait deux en huit mois !!! Et tu me réponds toujours la même chose, Paul a plein de travail, mais oui tu es le seul à travailler Paul !!! Je te le redis et tu peux prendre ça comme une menace, j'assume, tout ce que tu ne fais pas maintenant, te retombera dessus un jour et je ne ferai rien pour l'arrêter. Ta responsabilité est un devoir, ce n'est pas un choix !

— Oh, on se calme… Pfff…comment j'vais faire ? Il faut que j'appelle le lycée ?

— Bah oui, tu appelles ton lycée, tu leur expliques la situation ! Tu fais ce que tu as à faire quoi !

— Bon, j'vais voir, pfff…j'viens en train ? En voiture ?

— J'sais pas, en tout cas tu me rappelles avant ce soir pour que je sache à quelle heure tu arrives à Rennes et on se rejoint devant l'appart de Léo.

Tu n'es pas chez toi.

En ouvrant la porte de ton appartement, je trouve un gars et une fille dans ton lit. Je leur demande de quitter les lieux et je leur signifie que je ne veux plus les revoir ici.

J'essaye de te joindre, tu ne réponds pas. Vingt minutes après, tu me rappelles. A ta voix, j'entends tout de suite que tu as consommé. On se donne rendez-vous et je te vois marcher vers nous, tu es probablement sous speed aujourd'hui après la kétamine hier ! J'avais quelques connaissances sur les drogues, tu vas faire de moi une experte. Quelle belle promotion sur mon CV !

L'objectif est de te convaincre d'aller aux urgences psychiatriques pour rencontrer un médecin psychiatre. Pas simple comme projet pour un jeune de dix-sept ans.

Nous parvenons à te convaincre par je ne sais quel miracle. Nous arrivons devant les urgences, il faut encore te faire sortir de la voiture. Après dix minutes de négociation, tu sors. Nous sommes accueillis par une infirmière qui nous demande de patienter dans une pièce qu'elle referme derrière nous. Pièce de 4m2, dans laquelle il fait extrêmement chaud, les fenêtres sont condamnées malgré le rez-de-chaussée, bon nous sommes bien dans un hôpital psychiatrique.

L'attente est longue, tu commences à t'agiter. Il fait chaud, c'est limite supportable. Je sors de la pièce, je demande combien de temps nous allons attendre dans cette pièce. Pour me faire patienter ou taire, l'infirmière me donne une feuille à remplir. Tu te penches au-dessus de mon épaule et tu vois le mot « chambre ». Tu dégoupilles :

— Vous voulez m'enfermer c'est ça !! Vous croyez que je vais vous laisser faire !! Vous êtes des putains de bâtards !!!

— Oh calme-toi sur le langage s'il-te-plaît !

— J'me barre d'ici !!

Tu marches vers la porte automatique de sortie mais un infirmier la bloque quand il te voit. Tu dégaines trois coups de pied dans la porte, elle se plie, l'infirmier l'ouvre. La médecin psychiatre sort de son bureau. Tu es dehors sur le parvis, tu restes là alors que tu pourrais partir.

Je suis à côté de toi, je tente de te calmer et je vois un rang de blouse blanche se former sur le haut des trois marches devant la porte, bien à distance de nous. Ils nous observent… Il me regarde me dépatouiller avec toi sans intervenir, même pas pour me parler. Je n'avais jamais vu ça. Je connais un peu le milieu de la psychiatrie car ma maman y faisait des séjours réguliers et je pouvais passer des demi-journées avec elle, les autres patients et les infirmiers. J'ai assisté à des crises de patients, mais je n'avais vu un tel spectacle ! Nous en étions les acteurs principaux et notre public regardait sans réaction. Que c'est difficile de jouer devant un public refusant l'interaction. On a pourtant tout donné mais pas assez pour susciter un peu de compassion.

Mon téléphone sonne :

— Bonjour Mme…

— Oui

— Je suis M. de la brigade des stups, j'aurais besoin de voir votre fils pour la signature d'un document. Il faudrait faire ça rapidement car je dois ensuite le renvoyer au Juge.

— Euh… Oui… mais là c'est un peu compliqué avec mon fils, je ne suis pas sûr de pouvoir le convaincre d'aller au commissariat. Nous sommes à l'hôpital.

— Ah…est-ce que vous vous pouvez venir aujourd'hui ?

— Euh…oui, pfff, euh…à quelle heure ?

— Vous me dites…

— En fin d'après-midi c'est bon pour vous ?

— Oui, je vous laisse mon portable et vous me rappelez.

— D'accord, merci.

Feu d'artifice dans ma tête, j'ai l'impression qu'une situation en amène une autre et que cela n'a pas de fin. Et ça fait maintenant huit mois que ça dure.

— Paul, on doit aller au commissariat tout à l'heure

— Quoi ! Pour quoi faire ?

— Je n'ai pas bien compris mais c'est certainement pour la convocation devant le Juge des enfants par rapport à la garde à vue.

— Ah non, moi j'y vais pas, j'suis pas à l'aise avec ça, ils vont nous demander quoi ??

— J'en sais rien moi ! Je peux y aller toute seule, ça ne me dérange pas.

Entre-temps, tu t'es fait la malle. Après être resté sur le parvis de l'hôpital pendant plus d'une demi-heure sans qu'aucun soignant ne vienne te voir, tu es parti. Tu as tenu longtemps. Je ne veux pas dresser un tableau incriminant sur la psychiatrie. J'ai bien conscience que les moyens sont faibles et que la profession est difficile mais vraiment je suis en colère. Rien n'a été fait pour que ça se passe bien. De l'accueil dans une toute petite pièce surchauffée, à la non-intervention pour à minima poser des mots, cet épisode me laisse un goût amer.

De ma rencontre avec la psychiatrie avec ma mère, il me restait l'odeur, cette odeur horrible, morbide. Est-ce qu'elle vient des médicaments gobés par les patients puis qui sont transpirés pour s'imprégner dans les murs ? En tout cas, cette odeur, mon cerveau l'a enregistrée, elle est ancrée dans ma mémoire perceptive. Après l'odeur, j'en garde la vision de la déambulation des patients, bras statiques le long du corps, mains retournées vers l'intérieur, visage éteint, regard dirigé vers le sol et devant arrêter leur marche pour relever la tête comme si la coordination était altérée.

Le temps du goûter où chacun fait d'abord la queue pour prendre son traitement puis s'installe à table. Le bol de café et la tartine trempée qui dégouline et qui laisse deux taches brunes sur les commissures des lèvres. J'observais tous ces détails qui m'attristaient et je me demandais s'il n'y avait pas d'autres solutions, d'autres endroits pour tous ces gens en mal de vivre.

J'avais alors entre onze et dix-sept ans.

Aujourd'hui, je retrouve mon fardeau, la psychiatrie, et en plus de l'odeur j'ai maintenant le goût amer certainement ancré pour ma deuxième partie de vie. J'ai quarante-deux ans.

AUTO-SABOTAGE

Si je reviens sur les situations que je décrivais plus haut dans ta petite enfance, avec cette vive angoisse que tu exprimais face au groupe, ta difficulté à t'inscrire dans une continuité et ta capacité à venir systématiquement annuler tes entreprises et tes projets, je constate que ta faible estime de toi-même et ton hypersensibilité te poussent à l'auto-sabotage. Tu as toujours fonctionné comme ça et tu continues encore aujourd'hui à fonctionner via ce vecteur.

J'ai mille exemples. Je vais en décrire quelques-uns pour que l'on comprenne à quel point ce comportement est récurrent et envahissant chez toi.

J'ai déjà relaté mes tentatives pour t'inscrire dans un sport, elles ont toutes échoué. Alors que tu montrais des capacités et des facilités dans le sport, tu as refusé cette perspective plutôt gratifiante pour toi. On te disait que tu avais un potentiel, tu venais donc d'emblée mettre en échec cette optique positive et valorisante.

Les choses simples devenaient souvent compliquées pour toi. Même si tu étais avec nous, il y a des choses que tu refusais de faire, non pas parce que tu n'en avais pas envie, mais parce que le regard de l'autre pesait trop sur toi. Comme si tu avais l'impression que les gens focalisaient sur tes faits et gestes alors que, évidemment, tout le monde s'en foutait royalement, les gens ne te regardaient pas mais c'était vraiment ce que tu semblais percevoir.

Dans cette perception erronée mais vécue comme véritable, on comprend la complexité de tes cheminements et les empêchements qui en découlent. Je me disais que tu étais déjà en train de perdre toute la spontanéité si propre aux jeunes enfants alors que tu n'avais que cinq ans !

J'ai très vite développé moi-même une forte appréhension car à force d'échecs et de refus de ta part, une situation banale pouvait susciter de l'angoisse. Aller à la piscine et s'arrêter au vestiaire puis faire marche arrière car tu te braquais d'un seul coup, sans explications apparentes. Rien ne pouvait te faire changer d'avis. J'ai tenté toutes les stratégies, toutes les postures, toutes les explications, toutes les formes de compréhension, tous les tons. Rien à faire, juste accepter que tu annules tout, presque systématiquement, sans obtenir d'explications. Est-ce que tu sais toi-même ce qui définit ce comportement ?

Tous les lieux où il y a du monde, bon à partir de cinq personnes hein pour toi, et où l'on te demande implicitement d'avoir une action ou d'être en action semble t'imposer une contrainte à laquelle tu ne peux faire face. Aller à un spectacle, à un concert donc être spectateur n'est pas un problème pour toi. En revanche, faire du sport, aller à la piscine, aller à l'école, travailler, toutes les situations où il y a un groupe et où tu dois avoir une position active te mettent en difficulté.

Ce n'est pas l'action, la difficulté, c'est bien la possibilité que quelqu'un pose son regard sur toi et puisse potentiellement juger ton action.

Ce fonctionnement que tu as mis en place pour te protéger certainement de l'agression que représentent les autres pour toi et qui s'associe à ta peur de ne pas être compris, d'être regardé, d'être jugé, tu n'as pas encore trouvé comment le transformer. Tu ne sais pas comment faire avec les autres, tu te caches derrière « un faux-self » pour t'ajuster et t'adapter à l'autre. Tu n'as pas encore accepté qui tu es car tu ne sais pas en définir les contours. Tu as compris que tu avais quelque chose de différent et je reste persuadée que c'est quelque chose en plus et pas en moins. Il faut maintenant que tu apprivoises tes sensibilités pour qu'elles révèlent ton potentiel empathique, ton analyse subtile, ton observation fine, ta précision rythmique et ta justesse musicale, ta sincérité émotionnelle qui te fait si peur, ta profonde humanité, ton écoute attentive et ton élan pour aider celui qui semble en avoir besoin.

Tu t'épuises à essayer d'être un autre, tu y déploies une énergie folle.

Tu commences à tisser du lien avec un interlocuteur quel qu'il soit, tu fuis.

Tu commences un apprentissage, ça se passe plutôt bien, tu démissionnes au bout de six mois.

Tu as un appartement, tu l'attendais avec beaucoup d'impatience, tu fais tout pour le perdre.

Tu commences un travail, dans un cadre qui te correspond et avec des personnes très bienveillantes, tu fais un essai d'une semaine, tu nous dis que tout s'est bien passé et que tu veux continuer. A la fin du week-end, tu appelles le patron pour lui dire que tu ne viendras pas le lendemain et que tu arrêtes. Tout cela toujours sans explications, sans faits qui justifieraient cet arrêt.

C'est déconcertant pour les personnes qui t'entourent et qui ne comprennent absolument rien. Je suis pourtant habituée à tes « coups de têtes » mais ils me déconcertent toujours autant.

Tu n'es pas tout seul à t'épuiser, je suis épuisée de ces comportements qui ne trouvent pas de sens, en tout cas pour moi. Je ne dis pas qu'il n'y en a pas car je pense que c'est vraiment un mécanisme de défense que tu as mis en place mais c'est tellement déroutant à chaque fois qu'à part rester hébétée, je ne sais plus quoi faire.

Peut-être as-tu une hypersensibilité ? Et être hypersensible ne se réduit pas à avoir la larme facile. C'est bien plus subtil que ça et au contraire, bien souvent l'hypersensible a appris à masquer ses émotions. Quand on parle d'hypersensible, on parle d'empathie, de capacité à décrypter l'autre et même à capter ses émotions. On parle de capacité à observer son environnement et à relever ce que les autres ne relèveraient pas et peut-être à y accorder trop d'importance d'où des réactions parfois incompréhensibles pour les autres. On parle de difficultés à s'épanouir dans un groupe. De difficulté à être soi car l'hypersensible va sans cesse s'adapter et parfois se forcer à être avec les autres, ce qui lui demande de déployer une énergie folle. Il a donc besoin de se reposer et pour cela, non seulement il a besoin d'être seul, sans bruit, mais en plus il apprécie ces moments de calme intense.

Je te retrouve dans ces caractéristiques et…je me retrouve aussi un peu…

J'ai toujours eu l'impression d'être un peu étrange face aux autres. D'ailleurs être avec les gens me demande beaucoup d'énergie comme si ça ne coulait pas de source pour moi. Je dois un peu me forcer. C'est certainement pour cela que j'en ai fait mon métier paradoxalement. Car c'est justement un métier. Je suis obligée d'être avec les autres mais c'est comme si je savais que ça n'engageait qu'une partie de moi. C'est très complexe à décrire car il y a plein de paradoxes dans mes actions et mes ressentis. Depuis toute petite, j'ai l'impression de lire les autres, je sais assez vite qui j'ai en face de moi. Je ressens le mauvais et le bon chez l'autre même si j'ai bien conscience que les choses ne sont pas aussi tranchées. Il n'empêche que je capte ce qui pourrait être un danger pour moi dans la personnalité des gens.

Une personne ne sera pas surprise de ces quelques lignes dans lesquelles je livre mes bizarreries. C'est Jo. Il « me » vit au quotidien, il a appris à comprendre mes fonctionnements, mon besoin de repli sur moi, mon peu d'engouement pour les soirées sauf celles que je choisis pleinement. Et pourtant, j'ai un élan joyeux pour la fête une fois que je suis dedans. Je suis étrange hein, c'est bien ce que je disais au début.

Je ne ressens pas le besoin d'être entourée, la solitude me rassure, elle ne me fait absolument pas peur. Et plus je vieillis, moins je fais de concessions sur ce que je suis. Je ne veux plus juste faire plaisir aux autres, je l'ai trop fait. Si je veux aller à une soirée, j'y vais. Si je n'ai pas envie, je me fous complètement de ce que chacun en pensera. Ceux qui me connaissent savent et acceptent qui je suis. Je vous aime tellement pour ça.

Je travaille dans le social car j'ai un fort sentiment d'empathie, une capacité d'écoute sans limite ou presque, une observation fine de mon environnement, et un vécu qui me rappelle sans cesse que les personnes un peu à côté, un peu à part, un peu bizarres, un peu louches, un peu bancales, un peu meurtries, sont justes un peu perdues au milieu d'une foule qui ne les regardent pas. Je me souviens de chaque personne qui a regardé ma mère et qui a vu son intelligence. Je me souviens de chaque personne qui n'est pas restée bloquée aux faits mais qui l'a reconnu pour ce qu'elle était. A chaque fois que l'on a aidé ma mère, on m'a aidé à grandir. Toutes les situations ne le permettent pas mais quand une famille n'est pas sur le registre des violences physiques ou/et psychiques, les problématiques qu'elle rencontre doivent être accompagnées, soutenues, étayées car un enfant peut grandir dans les tourments quand il sent que son parent n'est pas seul.

Pour revenir sur l'hypersensibilité, j'ai retenu quelques mots de trois professionnels à l'écoute d'une émission sur France Inter[4] :

---

[4] Nathalie Clobert, Sébastien Bohler, Aurélia Schneider, Grand bien vous fasse, Comment mieux vivre son hypersensibilité, France Inter, 1er mars 2022, 53min.

« C'est tout d'abord une plus grande sensibilité aux stimulations extérieures. Pour les personnes à sensibilité élevée, les relations sociales sont parfois perturbées par le décalage de vécus. Une chose anodine pour les autres, va être plus saillante pour une personne hypersensible ». Nathalie Clobert, psychologue clinicienne.

« Une part non-négligeable, environ 47%, des grandes sensibilités s'expliqueraient par l'hérédité. Cela suggère une origine biologique. Des publications scientifiques démontrent que certaines zones cérébrales sont plus réactives chez les personnes à haute sensibilité. En particulier les zones associées à la perception viscérale des émotions, à la planification des actions, ou à la douleur. » Sébastien Bohler, rédacteur en chef du magazine Cerveau et psycho et Docteur en Neurosciences.

« L'hypersensibilité est parfois confondue avec les troubles anxieux, les troubles de la personnalité borderline, les dépressions ou les troubles de l'humeur.

Souvent, l'apparition de la sensibilité du dépressif est récente. Or, dans l'hypersensibilité, c'est une attention ancienne, en général depuis l'enfance. » Aurélia Schneider, psychiatre.

Depuis que je suis enfant, on n'a cessé de me dire que j'étais forte. Ma mère la première, l'assistante sociale, les voisins, les professeurs, mes amis. J'ai fini par le croire ! Moi qui étais presque mutique enfant, qui ne levais jamais la main pour répondre à une question en classe, qui faisait tout pour ne pas être remarquée, j'ai assimilé que la force était une qualité que je devais maintenir sans faille. Ça m'a beaucoup aidé même si j'ai souvent mis de côté mes émotions. Cette force que l'on m'a attribuée m'a poussé vers l'avant.

Et, tu sais Léo, nous pouvons transmettre le moins bon mais nous pouvons transmettre également le bon. Et dans tous tes éclats, j'ai toujours admiré la force que tu déployais. Cette force qui maintient la vie dans les gouffres les plus profonds, je l'ai observée à maintes reprises chez toi.

« JE SUIS TA MAMAN MAIS QUI SUIS-JE ? »

Je me suis construite sur les fragilités de ma mère. Je ne me suis pas laissé le choix d'être émotive, spontanée, de dire mes maux. Je ne pouvais pas surajouter à sa souffrance. Il fallait être forte pour deux, pour nous deux, pour que je puisse rester auprès d'elle et que personne ne s'inquiète ou ne s'immisce dans notre dyade. Je me devais d'être une bonne élève, une sportive épanouie, une jeune fille qui ne se plaint de rien et qui avance vers sa quête du bonheur. Ne rien laisser transparaître, ne pas faire de mal à l'autre, écouter plutôt que parler, soutenir plutôt qu'être soutenue, avancer et ne jamais reculer, ne jamais s'effondrer. Ce sont mes plus grandes qualités et également mes plus grands défauts. Tu as grandi avec une maman très présente mais très absente dans la capacité à se dire et à te dire des mots d'amour, des mots réconfortants. Je le sais, je m'en veux tellement d'être comme ça avec toi et si différente avec tes frères. Je vous porte un amour infini mais je ne te l'ai pas suffisamment exprimé comme si je l'associais à un affaiblissement, à une baisse de ma garde si longtemps nécessaire à mon épanouissement et à ma survie. Tu as essuyé les plâtres, c'est certain, mais tu m'as permis d'évoluer, de me questionner, de rencontrer certaines de mes émotions enfouies. Tu m'as permis de me montrer que je pouvais être une maman solide, que je pouvais apporter un quotidien structuré, sans manque matériel, à un enfant. Pour moi qui ai connu tout l'inverse avec une maman souvent submergée, tu m'as permis de me rassurer sur ma capacité à être une adulte responsable.

L'amour, je n'en ai jamais manqué, maman m'a permis d'affronter la vie car elle m'a enveloppé de ses bras de tendresse et que je n'ai jamais eu l'occasion de douter de sa pleine sincérité. Car mamie Brigitte portait un sac à dos bien rempli de merdes, de traumas, de violences mais elle n'a jamais renoncé à aimer l'autre, à le regarder sans jugement, à accueillir ce qu'il s'efforçait de cacher. Elle avait en elle ce truc si propre aux enfants : être avec l'autre sans mentaliser le lien qui se tisse entre les acteurs. C'est un savoir être rare car il disparait petit à petit au fil des années. Il lui a à la fois permis de susciter chez l'autre beaucoup d'empathie, de bonhomie, de gentillesse, d'entraide, de prendre soin et à l'inverse il peut également mettre en danger face aux individus qui captent cette transparence dans l'âme et qui leur ouvrent les portes de leur propre perversité. A l'inverse de ma maman et de ta mamie, j'ai pris le contrepied et j'ai développé une capacité, presque instinctive, de lire l'autre et de me protéger de toutes formes d'envahissement néfaste. Je ne parle pas beaucoup mais je suis dissuasive d'une autre façon !

Merci pour tout ça Léo. C'est un chemin que j'ai entrepris avec toi, pour toi et pour moi. J'en ai certainement oublié de dire mon amour tant mon énergie était déployée à faire en sorte que tu ne te retrouves jamais dans les situations que j'avais connues enfant. Tu t'es peut-être trouvé face à une maman guerrière, une espèce de roc opaque où tu ne voyais pas au travers. Je le sais Léo, il fallait que je me maintienne dans cette lutte pour vivre, pour construire, pour avancer et m'éloigner le plus possible de ce que j'avais vécu petite. Je n'ai pas appris à me dire, je ne m'y autorisais pas, je pensais que dire mes ressentis, mes peurs, mes colères, et mêmes mes joies auraient pu faire flancher ma maman et l'emporter dans la pénombre, là où je ne pourrais plus la rattraper. Je voulais plus que tout que tu ne connaisses pas ce sentiment d'interdépendance : quand l'un devient indispensable à la survie de l'autre et que l'autre porte ce lourd fardeau qui l'empêche de courir vers sa propre vie. Ce que je vais dire maintenant, seules les personnes ayant connu des situations similaires à la mienne pourront l'entendre avec compassion. Quand ma maman est décédée, le jour de la St Valentin, ce 14 février 2010, après les larmes inépuisables qui m'ont asséché la peau, le poids que je portais avec tant d'acharnement s'est allégé. Le décès de ma maman a été un soulagement pour moi car j'ai pu, pour la première fois dans ma vie, me projeter sans penser à elle et aux conséquences que mes choix auraient sur elle. La culpabilité ancrée en moi doublée des fantasmes de mort de ma maman m'imposait une inquiétude permanente, une omniprésence et une posture de vigilance presque continue. Pour faire un parallèle, ta situation a été d'une grande violence pour moi car elle m'a replongée dans ces mêmes postures et ces ressentis que je pensais ensevelis avec la mort de ma maman. Et non, ils ont rejailli, ils m'ont rattrapée, ils ont voulu confirmer que je n'avais rien perdu de ma superbe ! Ou alors… Ils avaient le projet de me faire poser un genou à terre puis de me voir enfin m'effondrer pour accéder à mes blessures et me donner l'opportunité de les réparer ou au moins d'être en paix avec elles, de leur reconnaitre toute leur place, d'accepter leurs suppurations passagères dans leur processus de cicatrisation complexe.

Il m'aura fallu presque quarante ans pour ouvrir cette porte, cet accès à mes affects engloutis.

Que dire de ta souffrance ? Libère-toi, elle ne t'appartient pas. Laisse-la à ton père et moi, on va s'en charger, on est déjà en train de le faire. Laisse-nous régler ça, ne t'inquiète pas, tu vois bien que finalement malgré tes doutes, on en est capable. Laisse le bon reprendre sa place en toi, nous t'avons transmis pleins de belles choses, pleins de grandes forces, un tas de petits bouts de tes ancêtres si déterminés et glorieux face à leurs événements de vie. Tu te dois de partir à la conquête de ta propre vie, laisse-nous avec la nôtre, tu sais Léo, elle est chaque jour plus apaisante pour moi, j'avance sereinement même dans les tempêtes, leur fulgurance me réveille quand je m'endors sur mes plaintes, ma vision du monde s'élargit et me décentre un peu plus du noyau des peines, je vais bien, rassure-toi.

LES DEUX AXES : JUSTICE/MEDICAL

Qu'en est-il de la prise en charge des jeunes en souffrance ? Est-ce que vous savez qu'un jeune de dix-sept ans répond à la psychiatrie adulte ? Oui, à dix-sept ans, on se retrouve avec les adultes et leurs problématiques. Quand on est encore en construction, c'est violent de côtoyer et d'être affilié au monde adulte notamment en psychiatrie. Pour moi, c'est une aberration.

Mon expérience m'a malheureusement confrontée à deux entités : la justice et le médical.

Entre les deux, il vous faudra beaucoup de courage, de persévérance, de connaissances et de chance pour accéder à des accompagnements motivés par d'autres postulats. Je n'y ai pas eu accès. Je ne dis pas qu'ils n'existent pas, mais il faut d'abord les trouver et ensuite s'entendre dire qu'il n'y a pas de places.

Il y a des espaces à inventer, à créer, à enrichir pour l'accueil et l'accompagnement des adolescents extra-ordinaires. Il y a beaucoup à faire dans la formation des professionnels autour de la notion d'accueil. C'est quoi accueillir ? Cette notion paraît banale. Il suffirait de dire bonjour puis deux, trois phrases de politesse pour penser que l'on a accueilli une personne. Puis, on l'a fait asseoir et surtout on lui demande de patienter. On s'éclipse et on retourne à nos occupations, ça c'est fait !

Quand on entre dans un lieu spécifique, on y entre avec nos troubles, nos angoisses, nos peurs, notre désarroi. L'accueillant ne peut pas faire abstraction du bagage que nous portons avec peine. Nous ne sommes pas là pour signer un compromis de vente ou retirer de l'argent, nous arrivons pour demander de l'aide, souvent à bout de souffle, nous passons cette porte pour enfin être compris dans nos besoins haletants.

Cette traversée du désert m'aura au moins permis de conforter mes efforts, mes convictions dans mon métier d'éducatrice. Je comprends mieux maintenant ces mots exprimés par les familles que l'on accueille dans le service où je travaille : « Vous n'êtes pas des professionnelles comme les autres » « c'est notre petit paradis » « vous êtes comme une famille pour moi ».

Nous travaillons avec l'humour, la convivialité, les accolades, la prise en compte de l'autre comme individu pouvant nous apprendre des choses. Dans ce collectif, le professionnel est bien un professionnel et il est reconnu comme tel par les familles mais il reconnaît l'accueilli comme un allié vers la conquête de son mieux-être. Nous appelons les familles pour prendre des nouvelles, nous leur montrons qu'elles sont importantes pour nous, que nous pouvons nous inquiéter pour elles, que nous sommes là tout simplement. Nous tissons ensemble du lien et nous le préservons. L'objectif est que les familles ne se sentent pas lâchées et ça, ça demande un investissement particulier. Un simple coup de téléphone suffit souvent à rassurer et à réengager la personne dans son accompagnement.

Les professionnels que j'ai rencontrés m'ont toujours dit cette phrase « n'hésitez pas à m'appeler ». Jamais ils ne m'ont dit ou dit à Léo « je t'appellerai ». Peut-être parce qu'ils considèrent que si la personne appelle c'est qu'elle montre une réelle envie de s'engager dans le soin. Eh bien, si telle est la raison, c'est bien dommage car ce n'est pas exact.

L'engagement prend diverses formes, il ne peut pas être réduit à la seule volonté de la personne. Pour s'engager ne faut-il pas d'abord être reconnu par l'autre ? Avoir un espace dédié pour avoir une place et s'autoriser à l'investir ? Qui aménage cette place ? C'est bien l'accueillant non ? Là où trop souvent nous attendons que le patient, le client, la personne, prenne sa place, n'oublie-t-on pas de la lui faire pleinement ?

Quand j'emmène mon fils aux urgences et qu'il voit un médecin psychiatre qui lui dit : là, dans l'immédiat, je ne peux pas faire grand-chose pour toi mais tu reviens dans dix jours et on voit. En attendant, je te donne une ordonnance, suis-la scrupuleusement. Je schématise mais on n'est pas bien loin de la réalité. Que se passe-t-il dix jours après ? Mon fils est-il allé au rendez-vous ? Je vous laisse faire la réponse…

Qu'est-ce que l'on vient dire à mon fils ? Qu'on lui propose de s'inscrire dans une démarche individuelle de soin mais qu'il en va de sa seule volonté et entreprise. Alors oui, il est essentiel que la démarche fasse sens pour la personne mais cette marche doit parfois être portée, impulsée pour trouver sa direction. Et encore une fois, il suffit souvent de peu de chose : un coup de fil pour rappeler le rendez-vous et au passage prendre des nouvelles, d'une équipe mobile qui va à la rencontre voire qui véhicule la personne pour les premiers rendez-vous.

Oui, cela demande des moyens humains et financiers. Je vous dirais qu'une société qui ne répond pas pleinement à la souffrance des jeunes, ne peut pas fonctionner sur le long terme.

Je me rappelle qu'à une époque, vers les années 1999/2000, alors que j'étais étudiante en fac de psychologie, la population des adolescents était un public très investi par la recherche, par les psychiatres, les psychologues, les éducateurs, les médecins en général. On parlait alors très peu du jeune enfant qui ne préoccupait guère et qui était même considéré comme inintéressant dans l'investigation et la recherche. Il a fallu batailler pour faire reconnaître l'importance de la prise en compte des besoins du petit pour mieux y répondre. Puis, encore batailler pour que des budgets soient alloués à cette cause précoce.

Comme nous vivons toujours des cycles, j'ai l'impression mais peut être que je me trompe, que l'adolescent a été plus ou moins abandonné ou du moins, on ne s'est pas ajusté aux nouvelles problématiques qu'il rencontre et nous mettons donc du temps à y répondre de façon concrète.

Nous n'avons pas pris la mesure de l'impact de ses accès illimités au monde virtuel, aux réseaux sociaux. Les adultes semblent avoir lâché prise dans les limites qu'ils se doivent d'imposer aux enfants pour les aider à se construire. Et quand je dis les adultes, je parle bien de tous les adultes, parents, enseignants, professionnels… Nous n'avons pas ou peu imaginé de nouveaux espaces pour accueillir nos jeunes, le regard dévalorisant voire dénigrant sur les professions liées à l'accueil des enfants et leur peu de reconnaissance ont découragé les ambitions et ont affaibli l'attraction pour ces métiers difficiles et mal rémunérés. On a trop supposé qu'il s'agissait là de simplement garder les brebis. Rien de bien fatiguant hein…

J'ai été témoin direct de l'urgence à se réinterroger sur la question des jeunes, de ce qu'ils manifestent, de la responsabilité de la société qui semble les avoir délaissés, de la perte de la notion de transmission entre les générations, de la nocivité d'internet et encore une fois de la déresponsabilisation des différentes plateformes face aux formes de violences qu'elles laissent se diffuser, se propager au nom de la liberté individuelle !

Je parle de mon fils mais j'ai rencontré ses amis qui sont dans la même forme de dérive : déscolarisation, consommation de drogues, errance, vision très pessimiste de l'avenir, idée de mort et surtout livrés à eux-mêmes. Certains ont des mesures actées de placement depuis des mois mais sont encore chez leurs parents. Ils se sentent complètement lâchés.

D'autres, sont en fugues de longue durée alors qu'ils sont mineurs et personne ne semble les chercher.

D'autres encore sont déscolarisés, le temps passe, ils appréhendent de plus en plus le retour à la scolarité et finissent par la rejeter définitivement, tout cela avec peu de propositions d'accompagnement notamment quand l'enfant n'a pas de prise en charge particulière. Les parents doivent faire face et sont souvent très seuls face aux comportements de leur enfant.

Dans ce laps de temps où il ne se passe rien et où on ne répond pas à la détresse du jeune et de sa famille, il faut savoir que le jeune, lui, peut développer et multiplier les problématiques.

En France, il y a beaucoup de propositions, le problème réside dans la connaissance que l'on en a et des démarches à effectuer pour y accéder : la connaissance et l'accès, voici les deux principales difficultés auxquelles les parents sont vite confrontés.

Comment ne pas se décourager ? Comment ne pas s'y perdre ? Comment ne pas se culpabiliser quand on cherche des solutions et que rien ne se concrétise ? Comment regarder la souffrance de son enfant quand on se sent impuissant ? Comment ne pas perdre espoir quand on déploie toute son énergie et que l'on vous dit que pour l'instant, il n'y a pas de places ?

Je ne voudrais pas que mes coups de gueule soient perçus uniquement sur le registre de l'opposition ou la critique négative. Ce n'est pas le cas. Bien sûr, je relève ce qui m'a percuté dans ma demande d'aide et de soutien et dans la prise en compte de la souffrance de mon fils.

J'ai l'impression de ne pas avoir été suffisamment entendu et qu'en parallèle, mon fils s'enfonçait de plus en plus.

Aujourd'hui encore, nous en sommes au même point.

J'ai bien conscience que nous vivons dans un pays où les institutions existent et que les personnes qui y travaillent font de leur mieux avec les moyens qui leur sont octroyés. C'est bien la réduction des moyens que je dénonce car elle impacte de fait, la prise en charge des patients, des jeunes, des enfants, des personnes âgées et la formation des professionnels.

Je suis aux premières loges de mes critiques car je travaille moi-même dans ces institutions. Je refuse de m'habituer à être une spectatrice de la détresse en me disant que c'est comme ça, que l'on ne peut pas y faire grand-chose ou encore que ce n'est qu'un cas parmi tant d'autres et que le débordement justifierait la non-action.

Nos expériences vécues sont nos meilleures alliées pour raviver le débat sur la place publique, pour alerter même sur ce qui pourrait paraître être des évidences.

Réinventons des espaces pour les enfants et les adolescents. Des espaces où nous les accueillons avec leur fratrie, leurs parents, leurs grands-parents, sur des temps de journée partagée et plus uniquement sur des temps d'entretiens. Dans l'idéal, les lieux se doivent d'être à proximité de la ville et facilement accessibles en transport en commun. Sinon, il faudra penser l'organisation pour aller chercher les familles. Il serait préférable qu'ils soient implantés dans un cadre verdoyant avec de l'espace pour des activités extérieures. Les intérieurs seraient aménagés et pensés à l'image d'une maison chaleureuse et conviviale. L'architecture et l'implantation du lieu sont des éléments primordiaux.

Les équipes doivent représenter différents corps de métiers avec des éducateurs, des animateurs sportifs, des professeurs de danse, des professeurs de musique, des psychologues, un partenariat avec un ostéopathe, un vaste réseau de partenaires dans la psychiatrie, l'éducation nationale, les structures sportives et culturelles.

Un budget pour la formation des professionnels sur les problématiques d'addictions, des troubles psychiatriques, de l'adolescence, de la relation parents-enfant, des liens d'attachement, des signes de souffrance…est indispensable.

La présence d'un chien ou d'animaux, selon le lieu, serait à penser.

Le lieu que j'aborde ici m'est directement inspiré du lieu dans lequel je travaille. Je pense qu'il doit être élargi pour les adolescents et que ces lieux d'accueil devraient être présents dans chaque département avec un financement des Conseils Départementaux.

LA RESPONSABILITE

Plus haut, je te disais que tu n'étais en rien responsable. La question de la responsabilité est un axe primordial dans toute relation humaine, dans tout comportement humain. Il ne s'agit pas de te convaincre que tu dois te dégager de toute responsabilité, non, bien au contraire. C'est parce que nous endossons avec clairvoyance notre participation dans toute action et relation qu'elle soit choisie, désirée, vécue comme subie, partagée, individuelle ou collective, que nous combattons ce qui nous enliserait dans la victimisation passive. Dans nos relations avec les autres, il y a toujours un échange, une notion d'aller et retour, un reflet qui nous revient et qui nous pousse à nous regarder nous-même. Mais bien souvent, il est plus simple de dévier cette tentative d'introspection laborieuse.

La question de la responsabilité reste complexe. Elle nous permet à la fois d'être reconnu comme acteur dans nos chemins de vie mais elle implique intrinsèquement une notion de culpabilisation lorsque les résultats ne répondent pas à l'objectif de départ ou lorsqu'il y a discordance entre les préceptes du bien et du mal. Être reconnu responsable d'un acte bénéfique déploie une grande fierté, à l'inverse être reconnu comme responsable d'un acte malveillant suscite le mépris. Être responsable de soi devient alors une entreprise risquée mais nécessaire.

Je m'éloigne un peu mais la responsabilité se doit d'être au centre des complaintes de l'individu afin qu'il reste acteur et non spectateur de ses propres mouvements.

Tu es responsable de toi-même. Tu ne dois pas faire l'impasse sur cette question de la responsabilité, pas de ce que tu portes et qui ne t'appartient pas mais de ce que tu veux devenir et des actions que tu mets en place pour être.

Si tu restes bloqué avec ce sentiment étrange que tu ne pourrais pas agir car des forces extérieures t'en empêcheraient, pire encore elles te condamneraient à subir et te rassureraient dans ta capacité à la passivité « ce n'est pas de ma faute, c'est les autres… », alors le chemin sera plus long et fastidieux vers la reconnaissance de ton potentiel.

Le dernier psychiatre que j'ai vu en consultation m'a dit ces phrases qui m'ont fait beaucoup de bien : « Mais Madame, je ne vois pas d'erreur, je vous sens tellement triste mais je ne vois pas d'erreur. Vous êtes présente pour votre fils, vous avez pris votre part, vous faites ce qu'il y a à faire. Maintenant, c'est à votre fils de comprendre sa responsabilité, il a dix-huit ans, il doit comprendre qu'il est responsable des actes qu'il met en place. S'il veut prendre des drogues et bien vous ne pouvez rien faire, c'est à lui de travailler là-dessus maintenant. »

C'est ce psychiatre qui m'a inspiré ce chapitre. Aussitôt rentrée à la maison, j'ai ajouté « la responsabilité » à ce livre.

Les personnes que j'ai accompagnées dans le cadre de mon travail se présentent souvent comme subissant de plein fouet leur situation. J'ai appris à accueillir cette souffrance qui émane de toute personne qui vit des événements traumatiques, complexes, insécurisants. Mais j'ai également appris à accompagner cette souffrance en invitant chacun au questionnement sur sa place, son implication, sa posture dans les situations qu'ils vivent. De l'impact du vécu traumatique sur la construction de nos relations amoureuses, amicales, de sa relation avec son enfant…

Dans le cheminement de ces personnes, j'ai pu voir de façon très concrète que la question de la responsabilité était un curseur dans le rétablissement d'un équilibre personnel. Elle aide à la prise de conscience face aux évènements que l'on vit et qui ne trouvent pas de sens. Elle semble inscrire la personne comme sujet actif et acteur de son vécu. Quand on se reconnaît acteur dans les évènements que l'on vit, il semble que l'on commence à accepter l'idée du changement.

Dans ses définitions, la responsabilité est souvent mise au rang de d'obligation, de fonction liée à la notion de légalité, de lois. Elle placerait donc l'individu comme devant rendre des comptes. On oublie peut-être que la responsabilité découle avant tout de la connaissance de soi. Elle implique les sphères du psychisme, de la vie psychique de l'individu. Comment être conscient des formes que prend son implication dans les relations que l'on construit avec les autres et dans les actes que l'on pose si l'on n'a pas fait le chemin vers une connaissance de ses propres fonctionnements et de ce qui en détermine le fondement ?...

DANS QUEL MONDE VIS-TU ?

Est-ce que la société dans laquelle nous évoluons nous aide à être parent ? Est-ce que le monde dans lequel nous vivons avec ses incohérences les plus violentes et ses injonctions paradoxales qui ne trouvent aucun sens logique autorise nos enfants à être ou les pousse-t-il finalement à incarner un rôle pour se sentir autorisé à être ?

Ce que j'observe, c'est que bien que l'on se questionne beaucoup sur les nouvelles générations, leur peur incontrôlée de l'échec, leur peu d'investissement à l'effort, leur difficulté à s'installer dans une continuité, leur obstination à se dresser face à l'autorité ou peut-être plus exactement l'autoritarisme, ça change la vision n'est-ce pas ?... Leur impertinence à ne pas vouloir se projeter, leur irresponsabilité dans le travail, leur désinvolture, leur provocation…

Comment grandit-on dans une société certes confortable et je reprendrai cette phrase de Sylvain Tesson (petit clin d'œil à mon tonton Mbemba) « La France est un paradis peuplé de gens qui se croient en enfer » mais plus globalement dans un monde qui ne met en avant que le morbide, la violence, la désespérance, l'idiotie humaine sous toutes ses formes ?

Cette génération, nous lui avons permis de s'exprimer, d'être reconnue et ce, dès leur plus jeune âge grâce aux études menées sur le bébé et le jeune enfant. Nous sommes partis d'un nouveau postulat : le bébé est une personne. A partir de là, oui bien sûr que nos positionnements ont changé, que nos principes éducatifs ont évolué. Cette génération si déconcertante, a au moins le mérite d'avoir su développer une capacité à être, à dire, à exprimer, à moins subir ce qu'il n'y a pas si longtemps était sournoisement autorisé par la pensée commune.

Ce monde change et la perte est bien trop grande à envisager pour beaucoup encore.

Nos enfants sont les héritiers de ce monde à la fois en mouvement et à la fois figé dans ses aberrations. C'est parce qu'ils ont été éveillés à la connaissance de ce monde et à leur possible implication dans son changement que nos enfants refusent avec tant d'acharnement le lègue. Ils vivent dans cette distorsion au sein de laquelle ils se doivent de ralentir la chute tout en constatant jour après jour que leur monde s'effondre.

Génération dissociée par les paradoxes violents qu'elle incarne.

Aujourd'hui, nous travaillons pour améliorer nos conditions de vie, la question de la projection sur le long terme a trouvé ses limites et la valeur travail a perdu de son sens : travailler pour passer à côté de sa vie ? Travailler pour des entreprises qui n'ont aucune conscience de leur impact environnemental négatif ? Travailler sans plaisir ? Travailler sans être respecté ? Travailler oui, mais pas à n'importe quel prix et pas au prix du bien-être et au mépris de ses convictions.

Tu vis dans un monde où la parole comme circulation entre les hommes, s'articulant autour des mots et en écoute des signes expressifs gesticulant sur les visages et les corps de nos interlocuteurs est devenue une juxtaposition d'éléments anesthésiés et dépersonnifiés par le filtre de l'écran. Une large place est alors laissée à la désinhibition sans prise en compte de l'autre. Le soi devient prépondérant, la capacité à se décentrer est presque annulée par le besoin intense de déverser ses pensées les plus lointaines.

Le filtre nécessaire, représenté par l'autre se postant en face de soi, est détourné au profit du soi en face du vide. Comment faire quand l'autre ne remplit plus sa fonction de régulateur ? Comment faire quand nos pensées, ne passant plus par le filtre de la parole exprimée, sont projetées sans se percuter à un regard, à une mimique, à un mouvement du corps, à une réponse à juste hauteur d'un interlocuteur ? Qui devient-on devant cet écran sans fond ?

Tu vis dans un monde où tout est disponible en un clic. Le filtre de la recherche fastidieuse et décourageante a sauté. Tout, tout de suite. Les accès sont illimités, le petit écran que nous trimbalons évolue comme une protubérance des membres supérieurs. La violence n'a plus de censure, tu peux la regarder à distance, en marchant dans la rue, en étant assis à côté de tes potes, en mangeant, à la pause-café, partout elle est là sans halte.

Je suis à chaque fois terrifiée d'apprendre que les jeunes se font circuler des vidéos d'une violence extrême et que ces vidéos sont faites par des jeunes du même âge. Comment est-ce possible ? Est-ce que le vecteur écran leur permet de se sentir autorisé à accomplir le pire, l'innommable et à le partager en plus ? Est-ce que les jeunes l'associent à leur heure de gloire sur la toile, l'accès à une « popularité » déviante ? L'adrénaline est-elle encore plus puissante quand l'acte violent et barbare devient spectacle ?

Je sais que ces actes ont toujours existé mais la place qu'ils ont pris dans la société a changé au point d'être parfois banalisés. Et ce ne sont pas les jeunes le problème de départ, ne nous trompons pas de cible. Comment peut-on laisser circuler des jeux d'une extrême violence qui atterrissent dans les consoles de nos jeunes tout en banalisant leur impact. C'est juste fou ! Et là, les parents doivent prendre leur part car eux-mêmes, sous couvert de se sentir dépassés, achètent ces jeux à leurs enfants voire à leurs jeunes enfants.

Cette société où l'éducation n'est plus partagée mais où elle se cloisonne dans la sphère très réduite du père et de la mère. Ils deviennent les seuls responsables de l'éducation de leurs enfants dans un climat très calfeutré où l'extérieur se fait étranger, intrusif, menaçant.

Internet a ouvert les portes du monde, a permis un accès universel à l'information, aux connaissances, à la découverte puis il a participé à refermer doucement les portes individuelles diminuant ainsi le besoin d'exploration et de quête de relations humaines.

Bon, le tableau n'est pas très jouasse, je te l'accorde, et pourtant… Le champ des possibles est ouvert, vous avez le cran et le courage de faire des choix, en tous cas, de faire le choix de ne pas subir mais de tenter de vivre en équilibre en évitant le chemin de l'aliénation des générations antérieures.

Le monde dans lequel tu vis ne se porte pas plus mal, il est différent. Les hommes oscillent entre sa violence et sa beauté, parfois l'une prend une place plus importante que l'autre…

PARENTALITE COMPLEXE

J'ai envie de m'adresser à tous les parents, j'ai envie de vous exprimer à quel point j'entends vos découragements, vos colères, votre tristesse et surtout votre culpabilité, maîtresse de vos supplices.

J'ai besoin de vous dire que vous n'êtes pas seuls, que beaucoup d'enfants manifestent leur détresse sous toutes ses formes. Votre enfant vous livre quelque chose, il est souvent difficile de comprendre quoi mais il a suffisamment confiance en vous pour vous embarquer dans sa course folle vers la connaissance de lui-même et vers la reconnaissance de vous-même. Il vous agite, il vous secoue, il ne vous ménage pas, il y met une énergie intense. Il vous pousse dans vos retranchements, il vous connecte avec des émotions profondes presque archaïques pour vous révéler à vous-même. Il refuse la valise pleine de non-dits, de traumas, d'exigences, il n'en veut pas, c'est trop dégueulasse ou trop lourd ou trop incohérent ou simplement incompréhensible pour lui. Il vous demande des comptes, il prend à son compte ce à quoi vous n'avez pas pu vous confronter, ce que les générations antérieures ont camouflé, ont avalé malgré l'indigestion installée, et bien lui, il les régurgite morceaux par morceaux et il les étale à votre vue encore floue.

Mais il y a également un malaise global des jeunes et là le coupable est bien plus fort que chacun de nos efforts. Il trouve son inspiration et ses aberrations dans le développement du culte de la « Société du Spectacle » (Guy Debord)[5] qui stérilise le débat car principalement fondé sur l'image.

---

[5] Guy Debord, La Société du Spectacle, 1967.

A l'heure où les influenceurs gagnent plus d'argent que les médecins, où les professions de la transmission et de l'Education sont délaissées au profit de métiers, certainement moins nécessaires pour une société, mais bien mieux valorisés et rémunérés, où la bêtise trouve son trône et la culture devient le bouffon du Roi, où la pensée ne s'élabore plus au profit du visuel instantané gobé à outrance, où les corps s'inactivent devant l'Ecran statique et que les dos se courbent happés par la force attractive de la colorimétrie hypnotique. Quels contrepoids avons-nous la force de maintenir pour continuer de faire émerger des têtes pensantes et vives, pour laisser passer le faisceau lumineux de la relation humaine non biaisée ?

J'ai quarante-deux ans et j'ai connu l'écriture comme principal vecteur de communication, d'expression, d'exploration. Ecrire pour dire, écrire pour transmettre, écrire pour poser les maux, écrire pour détailler la pensée, écrire pour laisser une trace. Et lire ce que l'autre a écrit pour trouver l'information tant recherchée.

Aujourd'hui, et ce depuis le début des années 2000, Internet a bouleversé les modes de transmission. Les jeunes se réfèrent à ses savoirs instantanés et ne passent même plus par la réassurance auprès des adultes. Internet a pris une telle place que les jeunes n'ont plus besoin de questionner leurs parents pour élaborer leur pensée. Cette émancipation intellectuelle peut être considérée comme riche encore faut-il qu'elle soit le siège d'un public suffisamment averti et mature au niveau psychique du terme. Donc nos enfants et nos adolescents baignent dans ce flux d'informations et d'images sans toujours avoir les capacités pour les décrypter. De surcroît, ils sont souvent seuls pour les digérer puisque la parole circule moins au sein de la sphère familiale. Le rôle de référent du parent tend alors à doucement mais sûrement se déplacer pour faire la place à une entité virtuelle…

Quand je discute avec d'autres parents, je vois bien de quelle façon la question du portable et de l'accès à internet est dédramatisée pour trouver un sens logique à une forme de renoncement parental.

— De toute façon, tu n'auras pas le choix, tu verras quand il va entrer au collège.

— Je ne suis pas à l'aise avec ça, j'aimerais bien qu'il n'en ait pas mais il va être la risée des autres.

— Il faut bien vivre avec son temps.

— Moi je sais qu'elle gère bien, elle a la tête sur les épaules et ce n'est pas son truc d'aller sur des sites bizarres.

— Si je lui donne un portable sans internet, je ne pourrais pas le géolocaliser.

— Ça faisait des années qu'il le demandait, il était trop content à Noël.

— Il a un portable car je veux qu'il m'appelle quand il sort de l'école, il a huit ans, il est petit encore, j'ai besoin de savoir où il est. Et internet, c'est juste pour les jeux.

— Je lui donne juste pour qu'il soit calme en voiture par exemple ou quand on est invité chez des copains.

— Des fois je cède car il crie pour l'avoir, je lui donne ce n'est pas grave, il joue un peu. Je ne vais pas le laisser hurler.

— Tu veux en faire un Mormon quoi ?!

Des phrases comme celles-ci, j'en ai plein d'autres. Pourquoi tant de parents ont si peur de dire simplement non à leur enfant, pourquoi est-ce devenu si difficile ? Il est vrai que la question du portable est un véritable merdier pour les parents, je comprends que le combat soit perçu comme presque perdu d'avance.

Au début, on veut juste que notre enfant puisse nous joindre et que nous puissions le joindre. Puis, les propositions commerciales ne manquent pas concernant le choix non pas du téléphone mais du smartphone. Le copain a le dernier smartphone, il ne va pas se ramener avec un téléphone pourri quand même alors il faut en acheter un, très cher. Les opérateurs nous permettent d'accéder à ces smartphones haut de gamme via la souscription d'un abonnement. Qui dit abonnement, dit accès à internet, aux réseaux « sociaux », aux vidéos à gogo, aux chats nocturnes, à l'œil toujours en alerte et au cerveau en manque de récupération.

Les parents sont souvent très vigilants au début, puis petit à petit, la pression se relâche et l'enfant élargit son temps passé devant son téléphone. La marche arrière devient alors très compliquée car la confrontation avec son ado risque d'être intense.

C'est peut-être ce qui fait défaut dans nos relations avec nos enfants. Nous ne nous confrontons plus, nous avons développé une peur intense de ce que cette confrontation pourrait engendrer. N'est-ce pas plutôt l'extrême inverse ? A force de ne pas se confronter, de toujours détourner, de toujours négocier, de toujours élargir les limites, de se noyer dans nos propres contradictions, nos enfants ne nous montrent-ils pas qu'ils s'y perdent ? Ne nous éclairent-ils pas sur la posture désincarnée que nous sommes en train d'endosser ? Ne se sentent-ils pas comme abandonnés psychiquement par ceux qui se doivent de les protéger ? Entre l'autoritarisme et le laxisme, il y a bien l'autorité. Non, ce n'est pas un gros mot, non il ne place pas l'enfant comme petit être vulnérable face à l'adulte tout puissant, non il n'est pas le signe d'un débordement inapproprié de l'adulte envers l'enfant, non vous ne passerez pas pour le dernier ou la dernière des bourreaux sans cœur qui martyrise ses enfants. Pour moi, l'autorité c'est être convaincu de la portée positive du cadre que l'on pose à l'enfant. Elle n'est pas en lien avec la violence. Elle est l'expression de la créativité parentale car elle impose une notion de sens. Elle demande donc beaucoup de souplesse, d'adaptation au contexte et à la personnalité de l'enfant, d'écoute et de compréhension. Son objectif principal est bien la sécurité affective et physique de l'enfant. C'est permettre à l'enfant d'intégrer les limites dans toutes les formes qu'elles peuvent incarner. Les limites de son corps par rapport au corps de l'autre pour favoriser l'accès à son individuation, à sa capacité à se séparer puis à sa socialisation. Les limites de ses actions sur l'autre en pleine conscience de leur impact bénéfique ou au contraire néfaste. Les limites des actions des autres sur lui-même, en étant suffisamment sécurisé pour ne pas tout accepter de l'autre. Les limites spatio-temporelles pour apprendre à intérioriser que son champ d'exploration doit trouver des contours pour ne pas devenir confusion. Tout l'opposé de l'autoritarisme qui lui pose un acte identique sans prise en compte du contexte, un acte qui ne trouve que peu de sens pour celui qui le subit et qui semble contraint d'y répondre par une forme d'abdication.

J'aimerais tellement que nous puissions faire front à ce fléau pour revenir à des choses simples. Pourquoi multiplier les accès à internet alors que nos foyers sont équipés et que consulter internet sur un ordinateur familial cadre de fait l'utilisation que le jeune va en avoir. Nous avons un véritable rôle à jouer et surtout à réincarner auprès de nos enfants pour les protéger de leur vulnérabilité, leur insouciance et parfois aussi leur violence quand ils pensent être invisibles et intouchables derrière leur écran. Arrêtons de nous cacher derrière ce que l'on pense être la force commune qui consiste à nous persuader que si tout le monde le fait, je n'ai pas le choix et ça ne doit pas être si grave. Ce n'est pas un argument toujours valable malheureusement.

Comment termine-t-on un livre ? En musique ?

Titre : Sot-l'y-laisse Artistes : Odezenne et Rone[6], 2021.

---

[6] Rone, Odezenne, Sot-l'y-laisse, Rone and Friends, 2021.

PETIT GLOSSAIRE PSYCHOTROPIQUE
Qui sont tes meilleures ennemies ?

Sources :

- CAMH (Centre de toxicomanie et de santé Mentale au Canada)[7]
- Série « #Neurosciences ».[8]
- Interview du Pr Raphaël Gaillard sur France Culture, Directeur du Pôle de psychiatrie de l'hôpital Sainte-Anne et de l'Université de Paris.[9]

La kétamine

La kétamine est principalement utilisée en chirurgie vétérinaire comme anesthésique et analgésique à action rapide mais également en médecine humaine.

Elle peut provoquer des états de rêves et une sensation de dissociation du corps et de l'esprit.

Elle est de plus en plus utilisée en psychiatrie comme traitement contre les symptômes dépressifs. Il est constaté un véritable effet antidépresseur avec une action rapide (24h) contrairement aux autres antidépresseurs dont les effets sont obtenus au bout d'une quinzaine jours.

Problème, la kétamine a des effets transitoires et passagers et surtout elle induit une sensation d'étrangeté appelée dissociation qui se manifeste par une impression de modification, de transformation corporelle qui demandent à être accompagnée.

---

[7] Centre for Addction and Mental Health, Canada.

[8] Série « Neurosciences », Youtube, 2021.

[9] Raphaël Gaillard, Et maintenant ?, La kétamine de plus en plus utilisée dans la lutte contre la dépression, France culture, 1er juin 2022, 5min.

Formes : La kétamine est un liquide incolore, insipide et inodore. Elle peut être liquide ou en poudre.

Prise : Sous sa forme liquide, elle se présente en ampoule ou en flacon et elle est injectée ou bue.

Sous sa forme en poudre, elle est sniffée.

Sous la forme de gélules, elle est gobée mais cette prise reste rare.

Les jeunes la sniffent principalement.

Effets : Comme toutes les drogues qui seront citées ici, les effets diffèrent d'une personne à une autre même s'il y a une base commune.
Ils dépendent de plusieurs facteurs :

- L'âge
- Le poids
- La quantité absorbée
- La fréquence de la consommation
- Le mode d'absorption
- Le contexte (festif, en groupe, seul, à l'intérieur, à l'extérieur…)
- L'existence d'une fragilité psychiatrique ou médicale chez l'usager ou dans ses antécédents familiaux
- Le mélange de molécules

On recense :

- Une sensation de flotter
- Une impression de se dissocier de son corps
- Quand les doses sont plus fortes, elle peut entraîner un repli sur soi/ la personne peut être plongée dans un trou noir et elle vit alors un moment terrifiant
- On oublie qui l'on est et où l'on se trouve
- La fréquence cardiaque s'accélère
- On peut s'évanouir

- Elle peut provoquer des hallucinations visuelles, qui dans certains cas, sont terrifiantes.

Les effets durent en général environ une heure selon le type de prise.

Dépendance : Une personne qui prend régulièrement de la kétamine peut devenir dépendante car elle développe une habitude aux effets de dissociation de la drogue. Elle a alors besoin d'augmenter les doses pour retrouver les premiers effets.

Dangers : La kétamine étant un anesthésiant, elle provoque une insensibilité à la douleur. Sous kétamine, on a une mauvaise perception de son environnement et on devient sujet aux chutes. Si l'on se blesse, on ne sentira pas la douleur ce qui représente un danger important de blessures graves et d'accidents.

Il y a un risque d'arrêt cardiaque ou d'AVC.

Le mélange avec d'autres drogues peut engendrer des effets dangereux de perte de contrôle

Le Cannabis

Le cannabis est un produit extrait du chanvre. Dans le cannabis, il y a des composants psychoactifs en lien avec la sensation d'euphorie THC et du CBD qui lui n'a pas d'effets psychoactif mais est utilisé pour se détendre.

Formes : Il se présente sous forme de feuilles séchées, de haschisch (résine de couleur marron) ou d'huile.

Effets : Les effets sont variables d'une personne à une autre. Certains vont se sentir détendus, loquaces. D'autres, à l'inverse, vont être tendus, anxieux, peu loquaces.

Après la prise, on peut avoir les yeux rouges, une fringale, une somnolence, ou au contraire une agitation.
Les effets peuvent durer plusieurs heures. Le THC reste dans l'organisme plusieurs semaines.

Dépendance : Les personnes qui consomment régulièrement du cannabis, développent une dépendance car ils sont anxieux à l'idée de ne pas en avoir.
De plus, l'arrêt du cannabis, pour ces personnes, peut déclencher un syndrome de sevrage avec une irritabilité, une anxiété, des maux d'estomac, une transpiration et un sommeil déréglé.
Les troubles du sommeil, contrairement aux autres manifestations, peuvent durer longtemps.

Dangers : Les personnes avec des antécédents familiaux de fragilités mentales, de dépendance à l'alcool ou aux drogues peuvent être particulièrement sensibles aux effets du cannabis. Ils peuvent être sujet à développer une maladie mentale.
La consommation régulière de cannabis peut entrainer des troubles de la mémoire, de la pensée, de la coordination physique, des hallucinations, des problèmes respiratoires ou pulmonaires.

Le LSD

Le LSD est un hallucinogène puissant. Il altère la perception de la réalité.
Il est obtenu à partir d'un champignon parasite.
Dans son histoire, le LSD était utilisé pour accéder à une expérience mystique notamment dans les années 60/70.

Aujourd'hui, il se dégage deux profils d'usagers : ceux recherchent « la défonce » et ceux voulant vivre et faire l'expérience de visions mystiques.

Formes : Le LSD est une poudre blanche incolore. Elle a un goût légèrement amer.
En général, on le trouve sous forme de petits carrés de papier buvard imprégnés de la substance, de micro-pointes (comme des petites mines de crayon) ou de pastilles gélatineuses (« window pane »).

Effets : Les effets commencent dans l'heure après la prise. Le pic est atteint dans les deux à quatre heures après la prise puis ils disparaissent progressivement. L'expérience dure environ six heures.
La personne a des hallucinations puissantes sur fond d'expérience mystique. Les hallucinations sont visuelles, auditives, tactiles et olfactives. Les formes et les distances sont modifiées. Il peut engendrer un état de terreur et d'angoisse et des flash-back quelques jours plus tard parfois quelques semaines (on revit les hallucinations).
L'intensité des effets dépend de la quantité prise.
Certaines personnes se sentent déprimées et très fatiguées 24 heures après la fin des effets.

Dépendance : Les personnes qui consomment régulièrement du LSD développent une accoutumance à ses effets. Il faut donc consommer plus pour retrouver les premiers effets d'où le cercle vicieux.

Dangers : Ses effets hallucinogènes très puissants sont de fait dangereux. Certains ont pu croire qu'ils pouvaient voler, d'autres ont eu l'impression de se désintégrer, d'autres encore ne savent plus qui ils sont.

On peut développer une paranoïa et se sentir attaqué, menacé et réagir violemment en s'en prenant à l'autre.
Le LSD entrave la capacité de jugement et entraine donc des comportements irrationnels.
Chez certaines personnes, le LSD peut accélérer le développement d'une psychose ou aggraver un état dépressif. Après une prise qui a engendré une mauvaise expérience (bad trip), des problèmes psychologiques peuvent s'installer. On parle de personnes qui ont « vrillé », qui « ne sont pas redescendues », ou qui « sont restées bloquées ».
Une seule prise suffit pour vivre un « bad trip ».
Certaines personnes vivent des flash-backs : ils revivent les visions vécues pendant la prise de LSD. Ça peut être très angoissant car cela arrive brutalement alors que le sujet ne s'y attend pas. Cela dure quelques secondes. Ces flash-backs sont souvent activés par la prise de cannabis, d'alcool ou à cause d'un stress.

L'ecstasy (MDMA)

L'ecstasy ou MDMA contient souvent d'autres drogues dans sa composition.
La MDMA est un dérivé de l'amphétamine. Elle a donc un effet énergisant et défatiguant. Elle engendre un sentiment d'apaisement et d'empathie, de désinhibition qui facilite la communication avec l'autre de façon non verbale (exacerbation des sensations tactiles).

La MDMA influe sur la chimie du cerveau en libérant une quantité élevée de sérotonine. La sérotonine est un neurotransmetteur qui joue un rôle important dans la régulation de l'humeur, de l'énergie et de l'appétit.

L'ecstasy reste la drogue de prédilection des jeunes pour un usage récréatif, notamment lors de teufs (rave party).

Formes : L'ecstasy se trouve le plus souvent sous forme de comprimés de différentes formes et couleurs estampillés d'un logo du fabricant (une fleur, un animal, un chiffre, un papillon, une étoile, une tête, un cœur, un symbole…).

Effets :

- Sensation de plaisir, de bien-être
- Sociabilité accrue
- Energie

A forte dose :

- Transpiration
- Augmentation de la tension artérielle
- Anxiété/crise de panique
- Vue trouble
- Nausées/vomissements

Lors de la descente, la personne peut ressentir une confusion, une angoisse, une irritabilité, un état dépressif, de la paranoïa.
Les effets durent quatre à six heures.
La descente peut durer plusieurs jours voire plusieurs semaines.

Dangers : L'usage fréquent de cette substance épuise la sérotonine.
Un taux bas de sérotonine peut engendrer un syndrome dépressif.

Dans le contexte de la teuf où les jeunes dansent pendant des heures, l'ecstasy accélère la déshydratation et augmente la température corporelle et la tension artérielle ce qui peut engendrer une insuffisance rénale ou cardiaque, des AVC ou des crises d'épilepsie.

La combinaison de l'ecstasy avec d'autres drogues peut causer une interaction toxique.

Des recherches ont montré que l'ecstasy peut endommager des fonctions cérébrales comme l'apprentissage et la mémoire. Elle peut également endommager les cellules du cerveau qui produisent la sérotonine et, ce, même à faible dose.

Les amphétamines

Les amphétamines sont des psychostimulants de synthèse. Les speeds sont fabriqués dans des laboratoires clandestins. Leur composition est donc plus qu'incertaine. Elles agissent comme amplificateur de l'humeur. Donc certaines personnes se sentent de bonne humeur, puissante, active alors que d'autres sont irritables et angoissées.

Formes : comprimés ou boulette de papier dans laquelle on a mis de la poudre (« bombe ») ou dilué dans une boisson. Elle peut être sniffée ou inhalée ou injecté.

Effets :

- Augmentent la vigilance/ Maintien de l'état d'éveil
- Limite la sensation de faim et de fatigue
- Stimule la parole
- Sensation d'augmentation de l'endurance
- Stimulation physique et mentale
- Diminution de la douleur
- Augmentation du rythme cardiaque et respiratoire

- Crispation des mâchoires, grincement des dents
- Instabilité émotionnelle
- Crise d'angoisses
- Paranoïa
- Tremblements
- Insomnie
- Augmentation de la TC° corporelle « surchauffe » souvent dû au fait que le consommateur ne ressent plus la fatigue, son activité physique est donc décuplée et il finit par s'épuiser et s'assécher totalement.

En prise régulière, il y a un épuisement des bioamines (adrénaline, dopamine, sérotonine…) qui entraine une dépression grave et de longue durée. La reprise de speeds aggrave la situation.

La cocaïne

La cocaïne est une drogue stimulante.
Elle vient des feuilles de l'arbuste de coca que l'on trouve aujourd'hui en Colombie.
C'est une poudre blanche issue d'un mélange d'amidon de maïs ou de talc, d'amphétamines, d'anesthésiques.
La cocaïne agit sur la Dopamine. En suractivant les neurones à Dopamine, la cocaïne active le système de récompense au-delà des stimulations naturelles comme le fait de manger par exemple. Elle induit donc le besoin de répéter l'expérience dès la disparition des effets.

Elle agit également sur la sérotonine (neurotransmetteur de la gestion de l'humeur). La cocaïne inhibe la capture de la sérotonine qui reste donc en trop grande quantité dans le cerveau. Il y a alors surstimulation du système qui ne pourra pas réagir face à une situation déstabilisante ce qui peut engendrer un trouble de l'humeur.

Formes : La cocaïne est une poudre blanche. Elle est le plus souvent sniffée. Mais elle peut également être fumée (crack) dans sa forme cailloux ressemblant à des petits cristaux. Le crack est particulièrement dangereux car il atteint rapidement le cerveau et ses effets sont donc décuplés.

Effets : La prise de cocaïne induit un état euphorique, une énergie, une attitude loquace, un sentiment de confiance en soi et de maitrise de soi, une sociabilité.
La sensation de faim et de sommeil sont atténuées.
D'autres se sentent nerveux et incapables de se détendre.

La prise de dose élevées et régulières peut provoquer :

- Des crises de panique
- Une paranoïa avec une méfiance intense, un sentiment de persécution, une jalousie
- Des hallucinations
- Des idées délirantes
- Un comportement excentrique, bizarre et parfois violent.
- Une forte irritabilité

Dépendance : La cocaïne ayant des effets rapides mais courts, la personne peut se sentir anxieuse et déprimée une fois les effets estompés et elle ressent un besoin intense d'en reprendre.
L'usage peut alors devenir excessif et continu.

L'arrêt de la cocaïne peut provoquer une sensation d'effondrement. L'humeur passe rapidement de l'état d'euphorie à la détresse menant à un état de manque.
L'usager peut alors entrer dans une toxicomanie.
Le souvenir de l'euphorie procurée par la cocaïne est puissant et entraine un risque réel de rechute.

Dangers :

- Défaillance cardiaque
- Le mélange cocaïne et alcool accroit les effets euphoriques de la cocaïne et augmente les risques de dommages au foie.
- « sniffer » de la cocaïne endommage le cartilage des narines
- Fumer de la cocaïne endommage fortement les poumons
- L'usage chronique peut entrainer des symptômes psychiatriques comme la psychose, l'anxiété, la dépression, la paranoïa.

L'alcool

L'alcool est un neurodépresseur, il ralentit le fonctionnement des parties du cerveau qui régissent les facultés intellectuelles et le comportement ainsi que la respiration et le rythme cardiaque.

A l'état pur, l'alcool (éthanol) est un liquide limpide et incolore. Les couleurs qu'il prend proviennent des ingrédients le composant.

Effets :

- Détente
- Diminue l'inhibition
- Euphorie
- Hostilité/agressivité
- Perception erronée des situations

Consommations importantes :

- Réduction du contrôle musculaire
- Ralentissement des réflexes
- Démarche chancelante
- Vision trouble
- Difficulté d'élocution
- Perte momentanée de la mémoire
- Perte du souvenir des choses faites ou dites pendant l'alcoolisation excessive
- Perte de connaissance/coma

La gueule de bois est due à la présence d'une substance chimique qui résulte de la dégradation de l'éthanol par le foie, conjuguée à la déshydratation.

Dépendance : La dépendance physique se manifeste par une accoutumance aux effets de l'alcool et par des symptômes de sevrage quand la personne arrête de boire. Elle doit alors consommer plus pour obtenir l'effet désiré.

Les symptômes de sevrage sont :

- Les insomnies
- Les tremblements
- Les nausées
- Les convulsions

Ils peuvent durer de deux à sept jours.
Certains entre dans un délire alcoolique aigu dans les cinq à six jours suivant l'arrêt de l'alcool :

- Hallucinations effrayantes
- Grande confusion

- Fièvre/palpitations

S'il n'est pas traité, le délire aigu peut être fatal.

Dangers : Les jeunes sont particulièrement susceptibles d'agir de façon impulsive ou dangereuse lorsqu'ils sont sous l'emprise de l'alcool.
Une consommation excessive peut entrainer la mort, celle-ci survenant souvent du fait que le sujet perd connaissance, vomit et s'étouffe.
En combinaison avec d'autres substances, l'alcool risque soit de bloquer l'absorption de l'autre drogue, soit d'en accentuer les effets.
La dépendance à l'alcool mène souvent à la dépression.
Le taux de suicide est beaucoup plus élevé que dans la population « normale ».

3 MMC

Plus récemment, de nouvelles drogues de synthèse sont expérimentées par les jeunes. Leur « succès » s'explique par leur prix puisqu'elles sont bien moins chères que les drogues plus « classiques ». La petite nouvelle se nomme 3MMC (Méthylméthcathinone), elle est présentée comme la version low cost de la cocaïne.
Elle lève les inhibitions, augmente la sensation de plaisir, décuple l'empathie. Elle a un effet stimulant avec une baisse significative de la fatigue (insomnies) et une envie de parler.
Le grand danger de cette substance de synthèse est son risque élevé d'addiction. Ses effets étant assez courts mais intenses, elle entraîne un besoin irrépressible d'en reprendre pour retrouver les effets. La forte anxiété qui suit les prises favorise les prises compulsives et récurrentes.

A QUI M'ADRESSER ?

Drogues Info Service, pour les consommateurs et pour l'entourage.

Les Alcooliques Anonymes

Association Al-Anon (pour les adultes) / **Alateen** (pour les ados)

Le site internet **Addict'AIDE**, le village des addictions. Il est juste génial ! On y trouve beaucoup d'informations et surtout en tapant son numéro de département, on accède aux services d'aide, de soin, d'accompagnement dans son département.

CSAPA : Centre de Soins, d'Accompagnement et de Prévention en Addictologie. On y retrouve des médecins, des psychologues, des éducateurs, des infirmières.
Les CSAPA sont implantés dans chaque département.
Ils accueillent toute personne en difficulté avec ses consommations ou ayant une conduite addictive (jeu, internet…). Les proches sont également accueillis avec ou sans le consommateur.

CMP : **Centre Médico-Psychologique** (pour les enfants et les adultes).
Les CMP proposent des rdvs avec des psychologues, des psychiatres et des pédopsychiatres. Ils ont également des équipes qui interviennent à domicile.

MDS : **Maison Départementale de la Solidarité** (quand la situation devient ingérable entre les parents et l'enfant et qu'un relais ou un accompagnement à domicile est nécessaire). On y retrouve des éducateurs, des assistantes sociales, des services d'accueil d'urgence pour les enfants et les adolescents, des services de milieu ouvert avec un accompagnement à domicile.

Les CJC : Consultations Jeunes Consommateurs. S'adresse aux mineurs ou jeunes majeurs.
Ces consultations sont présentes dans les **CSAPA**, dans les **Maisons d'Adolescents** ou les **Points accueil-écoute jeunes**.

Les MDA : Maison Des Adolescents. On y retrouve des médecins, des infirmières, des éducateurs, des psychologues. Toutes les problématiques y sont traitées.

Les Missions Locales : Ouvertes aux jeunes de 16 à 25 ans. Leur mission est plutôt orientée vers l'insertion professionnelle et sociale mais les professionnels accueillent le jeune dans sa globalité et peuvent lui proposer une aide médicale, un bilan de santé. Les missions locales sont un soutien important pour redynamiser la vie sociale du jeune et mettre en place un cadre sécurisant au niveau matériel.

Les urgences psychiatriques

SOS médecins

Les services d'addictologie des hôpitaux

Les centres de cure en addictologie

En Indre-et-Loire

La Maison Des Adolescents (MDA 37)
Pour les adolescents qui se sentent mal, tristes, angoissés. Harcèlement scolaire. Problème alimentaire. Sexualité. Conflit à la maison…
3 rue de La Victoire
37000 TOURS
Mais également à Loches au 20 bis Avenue des Bas Clos.
Et à Chinon au 60 rue Descartes, dans les locaux du CLAAC.

Centre ORESTE/ CATTP : psychothérapie ambulatoire des 14-18 ans
Dépressions
Problématiques familiales
Tentatives de suicide
Conduites de dépendance
Rupture du lien social
Refus scolaire anxieux
Troubles psychiatriques
66 Boulevard Béranger
37000 TOURS

Les CMP (Centre médico-psychologique) s'adressent aux enfants et aux adultes. Les **CMPP (Centre médico-psycho-pédagogique)** s'adressent aux enfants à partir de 6 et jusqu'à 20 ans pour :

Difficultés de comportement dans le contexte parental ou scolaire

Troubles affectifs comme des peurs, de l'anxiété, des troubles du sommeil, de l'alimentation…

Difficultés d'apprentissage : langage, psychomotricité, organisation spatio-temporelle…

CMP/ HOPITAL DE JOUR ENFANTS ET ADOLESCENTS
2 Rue de La Charpraie
37170 Chambray-Les-Tours

CMP Psychiatrie infanto-juvénile
90 Rue Marcel Tribut
37000 Tours

CMPP APAJH37 avec ses antennes et son service adolescent : Ligueil/ CMPP Langeais/ CMPP Joué-Les-Tours/ CMPP Tours Nord/ CMPP Amboise

SASF Service d'Aide et de Soutien aux familles, « Famille en crise » avec des préadolescents et adolescents. Unité pour adolescents : 12 avenue Marcel Dassault 37200 Tours.

Centre Port Bretagne/CSAPA
26 rue de Richelieu
37000 TOURS
Addictions

CSAPA 37 Centre de la Rotonde
4 rue Jules Mourgault
37000 TOURS

Hôpital BRETONNEAU
Consultations et hospitalisations addictologie
2 Boulevard Tonnellé
37000 TOURS

CSAPA
Rue des Ursulines
37400 Amboise

CSAPA CHINON
Centre hospitalier du chinonais
37500 ST BENOIT LA FORET

CSAPA Centre RENE DESCARTES
8 rue Descartes
37600 LOCHES

Centre hospitalier AMBOISE- CHATEAU-RENAULT
Consultations en addictologie

Centre Hospitalier LOUIS-SEVESTRE
37390 LA MEMBROLLE SUR CHOISILLE
Centre de cure et consultations en addictologie
66 Boulevard Béranger
37000 TOURS

Le SAJJEEP, Service d'Accueil de Jour Jeunes Enfants Et Parents (pour les 0-4 ans et jusqu'à 6 ans pour les problématiques particulières)
39 rue de La Bergeonnerie
37200 TOURS
02.47.48.36.26

Si vous rencontrez des difficultés avec votre bébé et jeune enfant. Si vous observez que votre bébé ou enfant présente un décalage ou manifeste des comportements qui vous mettent en difficulté. Si vous vous sentez épuisé, triste, en colère et que cela impacte votre relation avec votre enfant.

www.ingramcontent.com/pod-product-compliance
Lightning Source LLC
LaVergne TN
LVHW051018051026
849532LV00004BA/1268
* 9 7 8 2 3 8 5 4 1 2 9 9 9 *